1 灸大師
治癒百病的祕密

金南洙김남수 著

目錄

【序言】

不懂針灸注定不幸

從孩子們打鬧、玩耍的樣子大致可以看出這個家庭的門風。我家的孫子輩玩耍的時候，常常拿著針筒、玩著針灸的遊戲。我小時候也一直跟在身爲醫生的父親身邊，模仿他的動作。也許家庭的門風對孩子的影響，無論在哪個年代都是相同的。

俗話說，近朱者赤，我的哥哥現在也經營一家醫院，我們的下一代都修習針灸。現在雖然還能找到針灸師，但針灸師養成制度卻早已不存在，我們的下一代花費十年、二十年的時間學習的針灸醫術，很可能會前功盡棄。但我還是吩咐他們，不管以後能否成爲治病的針灸師，一定得知曉針灸醫術。

因爲我內心堅信針和灸是最高明的醫術。我身爲一名針灸師，行醫將近七十年，這個事實足以佐證針和灸是最高明的醫術。若我的針灸醫術沒有高明之處，我的針灸醫院早就無法再經營下去了。

直到現在爲止，還有很多患者來找我，不，是來找尋針灸醫術。那些被現代醫學或中醫湯藥醫術「放棄」的患者，都會抱著一絲希望來尋求針灸醫術的治療。但是在現今的韓國，擁有資格證且能安心施術的針灸師只剩下幾十人了。

更糟糕的是，大部分的針灸師都因年邁，能親自施術的已經屈指可數。也許人們會說有中醫師在，哪有什麼可擔心的?但嚴格說來，中醫師不可能成爲針灸師。針灸師僅憑藉針和灸即可治療疾病，但中醫師絕非如此，因爲中醫師並不像針灸師，擁有專門以針法和灸法施術的能力。就算擁有能像針灸師般，以針和灸施術的中醫師，但針灸與處方藥劑相較，非但更加辛苦，而且醫療報酬也相對低廉，自然不會有中醫師堅持選擇使用針灸治療。

這也無怪乎朝鮮時代將藥學和針具分門別類，施行僅研究醫藥，或僅研究針具的制度。如果同時學習醫藥和針灸，大概僅有較爲方便的醫藥會獲得重視，而針具醫術自然會漸次落後，最後被淘汰。

著有知名醫書《東醫寶鑑》的許浚是專門在王宮中鑽研醫藥的侍醫，而在宮中鑽研針和灸的知名侍醫則是著有《鍼灸經驗方》的許任，我們應牢記這個事實。

以前有句話說，目不識丁也能成爲入針高手。任何人只要留心觀察並熟知哪些病症需要在哪個穴位入針才會痊癒，遇到相同病症時，就可以自己入針，將疾病醫好。這也說明針灸與其說是一門「學」，不如說它是「術」更接近事實。

當然，要想成爲用針來治療各種疾病的醫術者，需要長時間學習醫學知識和專門的技術。但說句實在話，無論在身體的哪個部位入針或灸治，一定都會出現效果。換言之，由此可以證明針和灸的效果是非常出色的。

不了解針和灸是如此高明醫術的人實在是非常不幸。放棄可治好疾病的簡單方法，而繞遠路的人，實在是一群不幸之人。無論如何，到我這裡來直接體驗針灸效果的人可以說運氣極好（我並不是說來見我的事實有如何重要，而是在強調認識針和灸的事實）。而能夠讀到這本書的讀者也可說十分幸運，因爲您將會確切知道針和灸的力量有多麼強大，也會找到治療疾病的捷徑。

如果有人不相信我說的話，請您務必要完整地體驗針灸。如果按照我在本書中的說明進行針灸治療，無論何人，都無需吃藥，也無需上醫院，就能將疾病治好。現在全世界已經進入綜合東、西方醫學，具有醫療體系的替代醫學獲得重視的時代。世界衛生組織（WHO）從一九七六年起，就開始向會員國倡導將針灸療法與現代醫療並行使用。只要是爲了把病治好，我們是不是應該將地球村各種優秀的醫術都加以活用？這個世界的潮流已勢不可擋，我們應深自檢討當前的醫療法究竟是爲了何人存在？我們是不是活在無法做出妥善區分的弱智國家？這些問題，我們都應好好深思。

我們應該擁有健康，要想達到這個目標，無論是西醫師還是中醫師，都應該要會針灸，同時，還應該要存在專門進行針灸施術的針灸師。更進一步地，每一個人都應該具有能進行自我治療的能力，藉以在緊急情況時進行簡單的針灸醫術行爲。

我希望能把我近七十年的臨床經驗以及對針灸的堅信傳遞出去。而且無論何人，只要他想學習針灸，我願意將我累積的所有知識完全加以傳授。如果書籍也是一種有效的方法，我也會持續出書。

我是一個畢生以針灸和疾病奮戰，將治病當成平生志業的針灸師。我人生最後的目標就是：讓所有人都知道針灸是最優秀的醫學，讓所有人都能夠分享針灸的療效。

金南洙　寫於灸堂

一九九六年十一月

【修訂版序文】

針灸是足以拿到諾貝爾獎的民族醫術，也是傑出的韓流出口商品！

我最近沉浸在無限的幸福中。

東方的針灸醫術是世界針灸學的鼻祖，也是值得誇耀的文化遺產。但是由於某些團體的誤導和偏見，針灸醫術遭到冷落，甚至遭到打壓。在這種情況下，我和針灸愛好者一起歷經數十年的奮鬥，掀起「繼承韓國針灸命脈」的血淚鬥爭（在拙著《我的最愛——針灸》中有詳細敘述）。這個鬥爭在最近終於獲得廣泛的理解和支持，這份感動與喜悅實在無法以筆墨形容。

此外，爲了承續日漸消失的針灸命脈，在過去這段期間實施的針灸教育，得到國民廣泛的共鳴，擁有影響力的媒體爭相介紹我們針灸的優越性。自二〇〇六年光州MBC邀請金芝河先生和黃宗國法官一起拍攝、播映「灸堂金南洙的針灸故事」之後，許多電視媒體儘管遭到部分利益團體的強烈反對，仍勇敢地報導關於針灸的眞實情況。收看過這些節目的許多觀眾知曉了針灸的優異，原本有可能消失在歷史長河中的針灸再次浮現在歷史的表面，我對此要表示眞心的感謝。

一九六二年朴正熙政府進行醫療法改革時，將具有悠久歷史的針灸醫術蓋上「迷信」、「非科學」的烙印，想將傳統針灸的命脈切斷。但我在過去持續數十年的打壓和痛苦之中，盡全力承繼了正統針灸的命脈。

非但如此，我和弟子們創立了「灸愛」團體，在「學習以後分享給他人！」的價値下，以貧窮且被疏離的老人、殘疾人士、外國勞工等受盡折磨的人群爲對象，免費進行針灸治療。由於我們不斷衝撞一九六二年改訂的醫療法盲點，直到最近，我們的針灸免費醫療仍被打壓，甚至還被逮捕。偉大的遺產——針灸竟然被這樣對待……大概只有大韓民國才會這樣吧。爲了匡正這個醫療惡法，從此刻起，傳統醫術的主體——全體國民都應挺身而出。

針灸是任何醫術都無法與之相較的偉大醫術，歐美等先進國家都已經反覆進行臨床試驗，並將其優秀性與現代醫學相結合。其他優秀的針灸術雖然很多，但我可自豪地說，我七十餘年臨床經驗所發現的無極保養灸、灸堂基本針、灸堂灼傷針等都是具有世界性競爭力的醫術。西洋醫學難以治療的慢性病、遺傳病、成人疾病、精神系統疾病等，均可輕易以針灸加以治療。

我來列舉幾項針灸的優秀性：第一、沒有副作用。在完全不使用現代醫療方法的情況下，僅憑提升人體免疫力的方法，即可加以治療疾病，且完全沒有副作用。有時會因灸棒太大或捲得太緊，導致灸位變大，引發美容上的問題，但這不能說是副作用。在經過一定的時間之後，燙傷部位會恢復原來的模樣。第二、非常經濟。一盒灸艾價格約四千韓元（約新臺幣一百元），足夠讓一個人使用三到四個月，可以說完全不用花費金錢。第三、不受時間的制約。只要熟知灸位，在家裡也能施灸，因此在自己方便的時間進行治療即可。第四、治療效果十分卓越。現代醫學難以治療的各種疑難雜症、不治之病都能有卓越的療效，進而獲得痊癒。更重要的是，灸療具有預防的效果，如果持續施灸，必定能維持健康。像我就是只靠施灸，畢生維持健康的身體。

最重要的是，醫療領域應該沒有分界，僅以減輕患者的苦痛爲目的，全力以赴。如何才能減輕患者的痛苦？將傳統針灸排除在外，僅主張自己的方法才是正確的，如此反而會引起患者的反感，在成爲世界醫療先進國家的道路上落伍。韓國的醫療界雖然看不起我的醫術，但反倒是先進外國的醫學界爭相邀請我教導他們針灸醫術。他們絕不輕忽患者的苦痛，可說這些人才是眞正的醫師，因爲他們承認自己的醫術有限，想從他人的醫術當中找到解決的方法。

我們在排斥、阻擋針灸的同時，中國卻積極發展針灸，來自全球各國學習針灸的留學生都爭相前往中國學習。而受韓國傳授針灸醫術的日本，每年也培養出五千餘名的針灸師，並準備派往全世界。一九七二年，尼克森訪問中國時，同行採訪的記者詹姆士接受了盲腸手術。在此過程中，他們一行人看到利用針灸進行麻醉的場面，對此都大爲嘆服。從此之後，不僅美國，連德國、法國等西歐各國都認可針灸的價值，舉國進行針灸學研究，並大量培養針灸師，由國家訂立政策加以支援，現在在西歐的醫療現場已經出現比韓國更先進的成果。

雖爲時已晚，韓國也應早日自覺，經由設立針灸大學等方法，有體系地培養針灸師，擴充國民的醫療需求，促進針灸的世界化。

若能如此，不但可減少因高齡化社會產生的醫療財政赤字，也能與中國共同吸引世界各國的留學生，提高國家競爭力。

爲了弘揚正統針灸的優秀性，在一九九六年出版的《我以針灸取勝》一書在二〇〇三年發行改訂版，並於二〇〇八、二〇〇九以及二〇一八年進行增訂。我對此感到十分喜悅，並對幾十年來默默爲此書出版獻身盡力的人士表示感謝。最後，謹希望這本書的出版能爲韓國正統針灸的普及以及全世界的健康增進做出貢獻。

金南洙

中譯本出版序言

現在我們東方各國雖然也將西洋醫學視爲最主要的醫療方法，但在我年幼時，針灸、中藥是治療疾病最主要的醫術。

我從小學習延續家業的針灸醫術，畢生作爲一針灸師，和無數的病患一起度過。不知不覺間，我已經活過了超過一個世紀。

我治療過的患者又有多少？

我僅以針和灸面對疾病，當病患的痛苦因而減輕時，其成就感實在不能用言語形容。到目前爲止，我以針灸治療病患，與西洋藥物和手術療法相異，我從未見過因針灸引起的任何副作用，而即便我無法保證任何疾病都能獲得治癒，但必定都會產生一定的療效。

因此，我始終盼望全人類都能以針灸從疾病的苦痛中脫離。我曾去過美國、中國、歐洲、東南亞的許多城市演講、授課，甚至去過非洲、印度當過醫療義工，宣揚針灸的效果。

而此刻，我非常高興台灣也對此抱持關注。而我也盼望有更多的人能以我們東方的針灸找回健康。

隨世界文明的發展，東、西方之間的關係越來越親近，人類的往來也愈發便捷。雖有越來越多的人使用各種機械、器具，但我從以前到現在只靠針和灸來治療疾病。

我認爲針應該要有鐵的傳導作用，而灸則應該要有艾火的輕微燒傷。

過去知名醫師的治療法廣爲人知，但我認爲那只是他們習慣使用的治療方式，對於針灸治療而言並無定說。若有的話，我認爲就只有鐵針和艾火而已。

我在此只想強調兩項治療法。

那就是任何人都可輕易施行、且具有卓越療效的「燒燙傷針」和「無極保養灸」。

燒燙傷的歷史長遠，自人類用火以來，就經常與人類相伴。而用細針加以治療燒燙傷眞的非常容易，而且具有卓越的療效。這可以說是我偶然發現的結果，因爲根本沒有人想到能用細針來治療燒燙傷。這種療法不需要技術，只要在燙傷的部位入針，直到傷口穩定之時，如此經過數次反覆治療後，能迅速獲得療效，且不會留下傷疤。

無極保養灸是我畢生灸療的根本，這些穴位是對所有慢性疾患都有療效的穴位，也能維持健康之人的良好健康情況。

我認爲這兩種基本醫術不一定要是針灸專家才能施行，我也盼望有非常多的人取得良好的療效。

金南洙　二〇一九年十一月

【推薦序】

因艾得福，以灸養生

善久堂創辦人　黃淑瓊

我是因「艾」得福的最佳見證及實踐者。工作之餘，最熱衷的就是分享艾灸的神妙益處。

六年前我遇到一場醫生都解釋不清、無法消除的持續性頭痛，幸得機緣在友人的推介下，生平第一次接觸到艾灸。沒想到艾灸不僅改善了我的頭痛，連鼻子過敏、五十肩、靜脈曲張……等陳年痼疾，在一顆藥都不用吃之下竟然完全痊癒！

一場病，讓我認識了艾灸，同時意識到保健防病的重要。

從此，我愛上了艾灸。

幾年下來持續認眞的艾灸，讓我和身邊人擁有了此生最佳的健康狀態！除了不再感冒頭痛，朋友最羨慕的是我的工作活力、明亮的肌膚及最瘦時也無法擁有的平坦小腹……，我與艾灸結下了深摯的緣分。

讀完本書，感觸很深，作者是一位值得讚佩、令人尊敬的俠醫。充滿了熱情和使命感。行醫八十年，從父兄到子女整個家族，世代傳承研習艾灸醫術。一生以針刺、艾灸治癒無數病患，退休後仍致力推廣，無時或忘。

作者憂心針、灸技術失傳後繼乏人，主張針法與灸法應分設科別培養針灸師，可惜南韓大部份醫科學生習慣選擇較為輕鬆的科別，導致針、灸醫術漸次沒落。加上針、灸知識的學習耗時費力，報酬也相對低廉，自然不被中醫院所青睞。大師深怕如此重要的東方傳統醫療漸被偏廢遺忘，竭盡心力行走全南韓、奔訪世界四處演講傳揚。他認為醫藥無國界，中西醫均應納入針刺及艾灸，讓患者可以自由選擇更有效益又無副作用的治療。

我很欽佩作者無私無我的情懷。視為典範。近年我接受多次採訪演講，不時舉辦有關艾灸保健的講座活動，參與者極為踴躍。從他們的提問見證分享，我深刻感受到大家對艾灸的渴切、信賴與嚮往……，特別是親身體驗後的身心愉悅。

我是一個熱愛「共好」的人，看到長期憂鬱失眠、癌後瘦弱無力、中年宮寒不孕、夜晚多夢頻尿、多年寒濕肥胖……的朋友透過固定艾灸，不但大獲改善，甚至整個人煥然一新，重拾生機，是我這些年最有成就感的事。

人體是個奇妙的生機系統，原本具有強大的平衡修復能力，但是現代人紊亂的坐息飲食和強大壓力導致身心失衡，自我修復力消失，必須靠艾灸燃燒時所產生的天然紅外線熱能譜，傳導至身體各經絡穴位，才能重新激發身體的自癒力，平衡陰陽，調動正氣，一點一點回復到上天原本賜給我們的正常健康具有抗病力的身體。

中醫的精神是「治未病」，在疾病未生發之前未雨綢繆。而艾灸是目前提升免疫力「治未病」最好的途徑。

灸，灼也。艾爲介質，以薰、熨、灼、燙的方法，透過經絡、穴位傳導激發機體，達到祛邪扶正、防病治病的作用。古書《孟子》〈離婁〉云：「猶七年之病，求三年之艾，苟爲不蓄，終生不得。」又《黃帝內經》〈靈樞．官能〉云：「針所不爲，灸之所宜。」歷代知名醫家推崇針刺、艾灸者眾，在在說明灸法的運用年代深遠效益卓著，對醫界有明確貢獻。

這兩年全球疫情氾濫，增強免疫力強身健體，變成最重要的議題。希望藉由本書的出版，喚起台灣有關當局對艾灸的重視，建立完善制度培訓優秀艾灸師，讓艾灸普及，減輕醫療健保資源的耗損。是爲全民之福也！

【推薦序】

健身養生，灸治百病

國家級專業教練　李筱娟

《黃帝內經》〈靈樞．官能〉曰：「針所不為，灸之所宜。」說明針法與灸法同等重要，不可偏廢。

灸法有針所不為、藥所難能的功效，對內、外、婦、兒諸科病證都有獨特的療效。藉由本書提倡灸法、加強灸法的應用與研究，使灸法發揚光大，造福人類。在我從事運動健身時，也同時研究並從事針灸和艾灸教學。

我在二〇一四年讀過百歲醫生金南洙所著的《無極保養灸》一書，因為當時在研發艾灸健身保養課程，搜尋各類針灸和艾灸而得此一書。

研發保健類課程的契機點，是源於過去從事健身房高強度課程的教學，導致身體長期累積大量的疲勞，反而讓身體逐漸耗弱，有感於訓練、操練、保養是不同的範疇，因此立志轉型為全方位運動保健教學者。後來也經常受邀爲健康類節目的指定來賓，推廣各式養生的技法與知識。

受到無極保養灸的傳授知識啓發，對灸療上有更深入的理解。

我最先使用在我妹妹李筱瑜的身上，當時李筱瑜在二〇一三至二〇一五年在日本北海道參加超級鐵人三項比賽，於女子職業組獲得三連霸，並於二〇一五年，以台灣第一位職業選手身份參加夏威夷二二六超級鐵人賽。妹妹平時的訓練與比賽，讓身體累積相當多的內外傷，需要進行全面性的修復調整。

我當時擔任李筱瑜的教練兼物理治療師，將灸療排入修復的課程當中，比過去恢復的效果更加顯著。

接下來我嘗試在媽媽身上灸療，老人家有些衰老症狀，如眼睛乾澀、腰膝酸軟、肩膀僵硬、腸胃不舒服、吃不下東西，吃了會脹氣。

於是我在媽媽的中脘穴上艾灸，提高腸胃功能，可以增進食慾、助消化。爲了使吃進來的食物能順利消化並將廢物排出去，在肚臍下的氣海穴和元氣匯聚的關元穴施灸，可以匯聚清氣，排出濁氣。之後在肺俞穴、肝俞穴、腎俞穴施灸，可以提高肺臟、肝臟、腎臟的功能，從而調節血壓，使身體有力，防止復發，使症狀大幅改善。

面對眼睛乾澀的狀況，我在睛明、魚腰、四白、承泣、太陽、攢竹、風池、大椎、肝俞、腎俞等穴位，進行艾灸也有明顯的效果。

針對腰膝酸軟的狀況，則灸委中穴，現在媽媽即使久站工作也覺得輕鬆很多。

因此我在二〇二〇年開始創辦艾灸健身保養課程！許多學員來上艾灸健身保養課程，獲得了很好的回饋。

金南洙醫生的《無極保養灸》內容較艱澀，一般讀者會覺得比較枯燥乏味。而本書是金南洙醫生行醫的經典案例故事，能使讀者更易理解針灸與應用的情境。

未來讀者遇到類似病痛時，有更多的治療方法可以選擇。

祝所有讀者身體健康，事事順心，吉祥圓滿。

【第一章】

找到病根

只要施行一次針灸，就能立即見效。

和治療之前相比，感覺就好像所有病痛都已經痊癒。

但是效果和根治並不相同，

慢性疾病、長久痼疾還是必須經由長期治療才能治癒。

1 一針見效的針灸院

傳聞眞是可怕，天啊，受坐骨神經痛之擾超過七年，如何能夠期待只要接受一次針灸的治療就能痊癒？就算大家都稱呼我的針灸院是「一針見效的針灸院」。

有一位住在京畿道漣川郡（韓國地名）的李氏老奶奶在聽到傳聞之後，偕同她已近中年的女兒一起到針灸院來。一進入診療室，李氏老奶奶就倚坐在診台上，不由分說地問道：「這裡眞的只要針灸一次就會痊癒吧？」我微笑回道：「那要看您是哪裡痛、痛了多久、如何疼痛才能知道啊！」李氏老奶奶獨自頻頻點頭說道：「大家都說這裡是一針見效的針灸院，您當然會好好治療的。」

消息的傳遞還眞是靈通。金泳三總統在當選總統之前，也曾經因爲類似的傳聞而把我叫到他上道洞的宅邸。當時正是總統競選活動開始之際，因爲要和太多人握手，導致肩膀嚴重疼

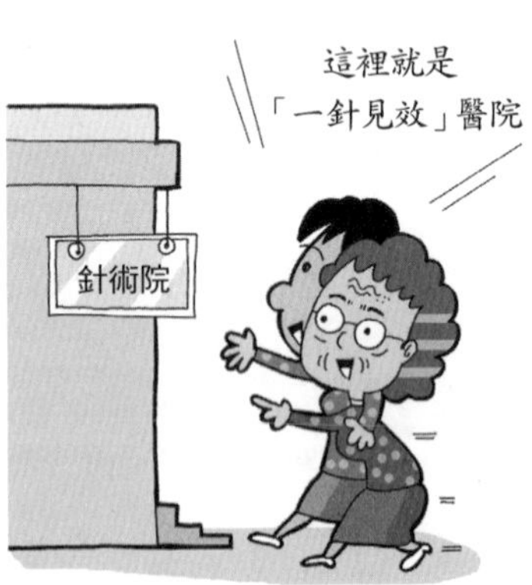

痛，甚至手臂也無法動彈。

此類肩膀疼痛事實上是可以「一針見效」的。當時，我將一根長針深深地插進疼痛肩膀脊部外側凹陷處的肩髃穴，金泳三總統於是能立即隨意轉動手臂，他與我握手，並大笑說道：「果然是一針見效啊！」

因爲罹患肩膀、手臂疼痛而來找我的人，大致上在針灸之後就能立即痊癒。他們剛到醫院的時候，因爲肩膀、手臂太過疼痛，連外衣都無法順利脫下，但是離開醫院之前、穿上衣服的時候，他們似乎都覺得不再疼痛這件事情特別奇怪，因而頻頻搖頭。有趣的是，他們連一句「已經好了」的話都未曾跟我說過，但卻對自己周遭的人誇耀說我的針灸院果眞是一針見效。

類似此類將正面的消息輾轉流傳出去自然是一件令人高興的事情，尤其是在這個花大錢做廣告的時代。但我著實擔憂傳聞反覆流傳會產生誤解，尤其那些聽聞「一針見效」的傳言，以爲任何病痛到我這裡來都能立刻痊癒的患者，正如同遠從京畿道漣川尋來的李氏老奶奶一般。

我無言地望著老奶奶好一會兒。她堅信那些傳聞，甚至已經不是希望我能施展「一針見效」的神技，而是要求我必須如此做的程度。

「老奶奶，不管是用針灸、還是用藥，罹患多年的病症或者慢性病都得長期治療才能見效。再加上您罹患的坐骨神經痛很容易復發，是一種相當棘手的疾病，所以您才會看了七年的病，吃了各種藥，還是沒見好，才來我這裡的，不是嗎？」

我一邊問診，還得一邊解釋李氏老奶奶對我的，不，是對針灸的誤會。

「無論用針灸治病如何神奇，很多病吧，有可以用針灸醫治的，也有不能用針灸醫治的。當然，很多疾病是能夠一針見效的。像是跳高、跳遠比賽的時候，如果腓腸筋破裂，就屬此類。小腿的筋肉如果出毛病，無論是醫術如何高超的醫師也會束手無策，可是只要使用針灸的話，就能一針見效。」

當腓腸筋破裂，小腿腫脹的時候，醫師只能依靠長時間的物理治療。但如果使用針灸治療，那就非常容易了。輕按腫起的小腿，會發現肌肉如同石頭般堅硬。此時將凹陷的筋肉平展開，在崑崙穴、委中穴、承山穴入針即可見效。崑崙位於外踝骨後側與足筋腱之間；委中位於膝窩中間；承山則是位於小腿的中央，當小腿施力時，會以人字模樣分歧的部分。另外再將針刺進最堅硬的阿是穴。只要將針刺入上述幾個穴位，就算是走不動的人也能即刻痊癒。

「可是罹患多年的痼疾就不是如此了，就好像您往前走了多遠，就必須往回走多遠，才能回到原來的位置一樣。您固然不可相信用針刺激手、腳或耳朵，所有疾病就都能獲得治療，但也不能只插了一、兩次針，覺得沒有功效就加以放棄。您應該要了解按照疾病的狀態，治療的方法也不一樣。」

聽了好一會兒說明的李氏老奶奶突然睜圓了眼睛。

「那我的坐骨神經痛該怎麼辦？」

「得做長久治療。」

李氏老奶奶大爲失望。

「唉，這可怎麼辦才好？我不能每天從鄉下到這裡來，也不能把農務抛下，住到首爾女兒的家裡……。」

李氏老奶奶的表情就好像擔憂天要塌下來似的，我握住她的手說道：

「您別擔心，我有好辦法，治療結束以後我再慢慢告訴您。」

我讓李氏老奶奶趴下，用手按脊椎兩側。在按下坐骨神經痛患者的脊椎兩側時，會存在感到極度壓痛的部位，那個地方正是病根。

一般而言，坐骨神經痛按照症狀與原因的不同，可分爲三種形態。第一、疼痛由腳背的小腳趾上行至小腿的外側，此種情況是第五腰椎和骶骨之間出現異常。第二、由腳背的大腳趾上行至小腿前外側的形態，此種情況極有可能是第四腰椎和第五腰椎之間出現異常。第三、小腿前內側蔓延刺痛感，此種疼痛主要是第三腰椎和第四腰椎之間出現異常時出現。

坐骨神經痛幾乎不會自然發生，而是坐骨神經在受到某種壓迫或外傷時引起。原因可能是因罹患脊髓炎、糖尿病、貧血、懷孕、卵巢腫瘤、子宮及其周圍發炎、膀胱疾患、歇斯底里、挫傷、感冒、過度疲勞、痔瘡、常態便秘、酒精中毒等病症。尤其是脊椎骨之間的椎間盤變形或突出，導致壓迫、粘連到神經根時導致發病。

目前爲止，根據病患的經驗而言，坐骨神經痛大多是由腰痛開始。腰痛經過數次反覆發作後，發展成坐骨神經痛。如果再嚴重一些的話，就會成爲腰間盤突出。

「啊，好痛啊！」

我一按老奶奶第三腰椎和第四腰椎之間的左側部位，她就大喊疼痛，據此可以斷定第三腰椎和第四腰椎之間是中心治療點。我先將針插入這個中心治療點，然後在其上、下的第二腰椎和第三腰椎之間、第四腰椎和第五腰椎之間也施以針刺，並在這三個地方施以灼灸。

治療坐骨神經痛時，如果只堅守東洋醫學治療原則的虛實補瀉（如果身體的氣不足，則加以補充；若氣太過則加以疏瀉），僅進行經絡的治療，則將無法獲致痊癒。只有治療延伸到腿部的坐骨神經根部，即腰椎的異常部位，才能獲得痊癒。人們將這種處方稱爲祕方，有趣的是，這種處方的治療效果雖好，但因爲太過容易，即便向他人宣揚，他們也不太相信，於是就變成所謂的祕方。

「啊，好燙啊！」

在每次灸燒灸盒的時候，老奶奶的身體都會稍微蜷縮起來。

「有點燙吧？稍微忍耐一下，剛開始灼灸都會這樣的。」

我輕輕地安慰老奶奶，然後找到下述穴位。首先腰椎骨的異常是由腎虛所引起，爲了補腎，我找到了將腎的精氣匯聚至後腰的腎俞穴；然後找到與腎臟互爲表裡的膀胱的經絡中，補強腰部與腿部精氣、降低疼痛的胞肓穴；並找到大腿後端的殷門穴、小腿肚的承筋穴等，在這些穴道刺針。

「您辛苦了！」

我讓老奶奶翻轉身子，在腿部的三里穴、手臂上的曲池穴、腹部的中脘穴刺針、灼灸，讓整個身體的氣獲致均衡。

「好了，治療結束了，您起來吧！」

閉著眼睛的李氏老奶奶不知是否爲了忍耐艾灸的炙熱而有些緊張，在大大地呼了一口氣後緩緩起身，離開了診療台。走了幾步之後，老奶奶的眼睛開始眨個不停，甚至還試著轉腰，並用一隻腳跺了跺地板。她推開在旁邊想要攙扶她的女兒的手，不知是對女兒說話，還是自言自語。

「呃……奇怪，一點都不痛了，這眞的是不痛了嗎？」

守在身旁的女兒露出無法理解的表情，看著李氏老奶奶。老奶奶用手揉著腰部和腿部，一直喃喃自語。

「看來眞是名不虛傳呢！用一根針眞的就能讓疼痛消除，這究竟是怎麼回事呢？」

眉眼長得很美的女兒笑意盎然，滿臉皺紋的李氏老奶奶也露出笑容。

她們當然會覺得很神奇，也會覺得高興。纏繞老奶奶長達七年之久的神經痛突然消失，自然會以爲病已經好了，但事實上現在才剛開始。

我讓老奶奶再次坐上診療台，然後向她說明：「實際上，疼痛並沒有完全消失，只是以前原本很痛，但現在痛覺變得輕微，所以您才會覺得似乎已經好了。您至少要持續治療六個月，才能完全根治。」老奶奶露出一副無法理解，並且十分擔憂的神情。

「您是在擔心沒有辦法來針灸院吧？沒關係，我有好辦法，那就是您在家裡灼灸就行了。您記住今天灼灸的位置了嗎？每天就在那些位置灼灸，效果就和您每天來針灸院治療一樣。灼灸非常容易，家人幫忙您就可以了。」

我教她揉製艾灸的要領。用左手大拇指和食指輕輕攪拌艾草後，以右手大拇指和食指揉成圓錐形，並撕成米粒大小，製成艾灸。我示範了幾次之後，老奶奶也說似乎很容易。她下定決心說：「不用來針灸院，只要在家裡好好灼灸就能痊癒的話，我一定會努力。」我對正要離開診療室的李氏老奶奶再次強調：

「絕對不要忘記，一定要每天灼灸。持之以恆的話，一定可以根治的。」

再次接到李氏老奶奶的電話是在過了約莫五個月後，她的聲音聽起來十分高興。

「一針見效醫生，啊，不，是針灸醫生，太謝謝您了。我按照您的話每天灼灸，腰部、腿部疼痛的地方都已經好了。其他的小毛病也都不曾再犯，現在也不那麼疲勞了，我感覺身體變得很輕鬆。」

我對一直反覆感謝的老奶奶說道：

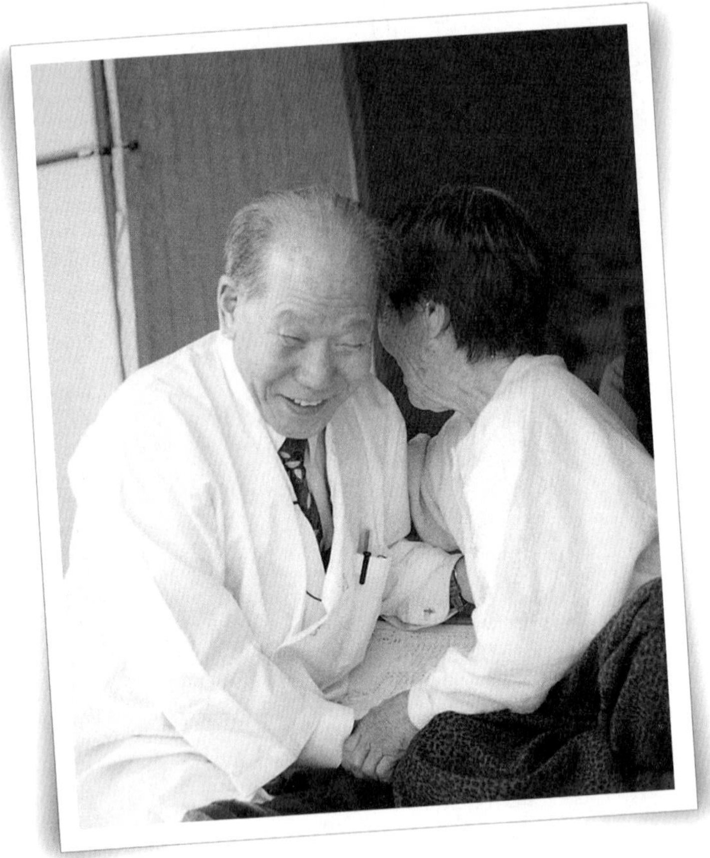

好幾年為苦痛所困擾，針療一次，疼痛就完全消除了，真是太驚訝、太神奇了。可是疼痛只是暫時壓制，疾病要想得到根治，還是需要規律性治療。如果覺得來針術院不方便，我們會教您施灸的方法。

「其實應該是我要感謝您呢，您相信我，按照我所希望的，用灼灸再次找回健康，我眞是太高興，也太謝謝您了。」

李氏老奶奶對於沒能早點打電話感到抱歉，她還補充說道，現在只要一天不灼灸就無法好好入睡。

我放下話筒，獨自笑著，不自覺地露出喀喀的笑聲。

「聽我的話灼灸的人都那麼說，只要一天不灼灸就無法好好入睡。」

急性腰痛（腰扭傷）

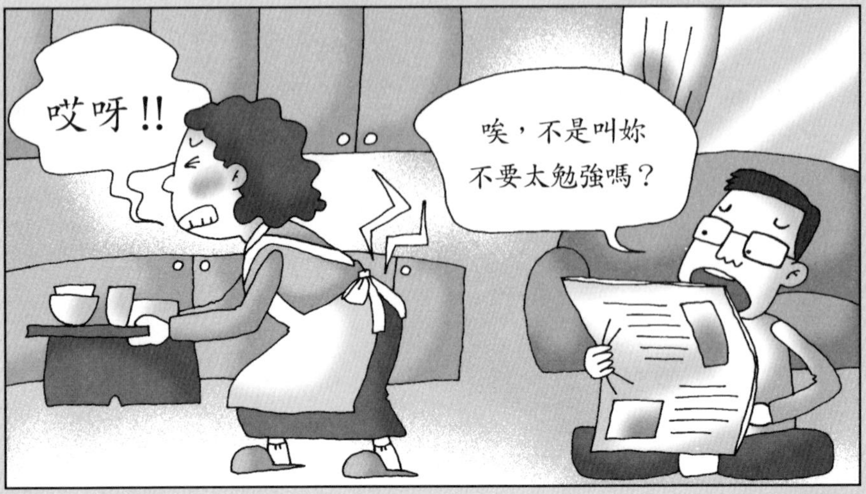
哎呀!!
唉，不是叫妳
不要太勉強嗎？

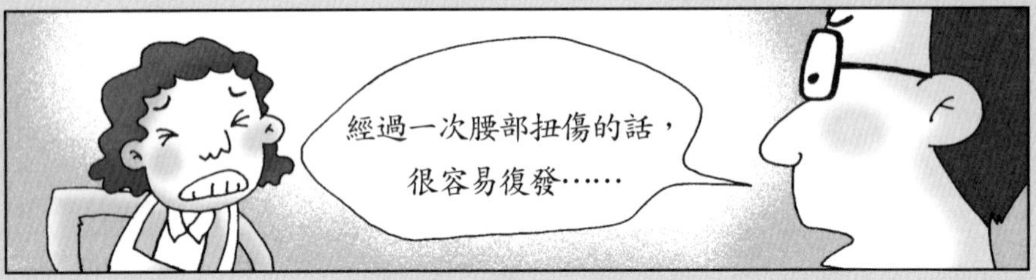

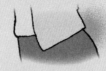

腰痛（lumbago）

泛指腰部疼痛症狀。由於腰椎、薦椎的構造受損、力學異常、腰部筋肉、筋膜、腱、神經障礙（外科、骨科的原因）、內臟疾患（內科的原因）、骨盤臟器疾患（婦產科、泌尿科）等原因發生。人類在身體構造上，因為起立、步行、快跑等因素，在腰部發生力學上的弱點，容易引發障礙。

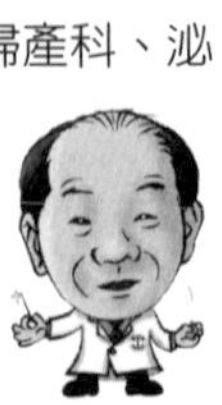

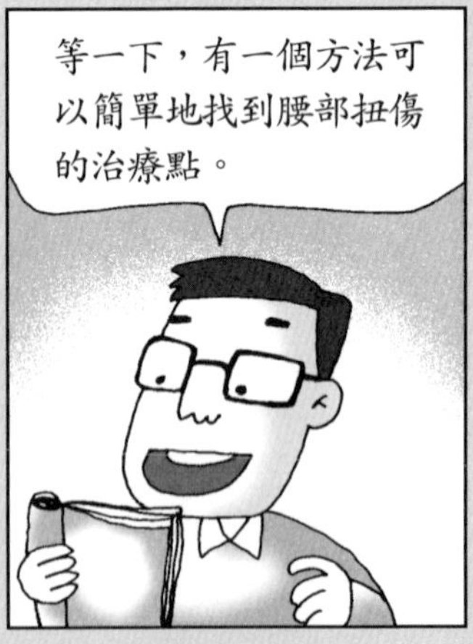
等一下，有一個方法可
以簡單地找到腰部扭傷
的治療點。

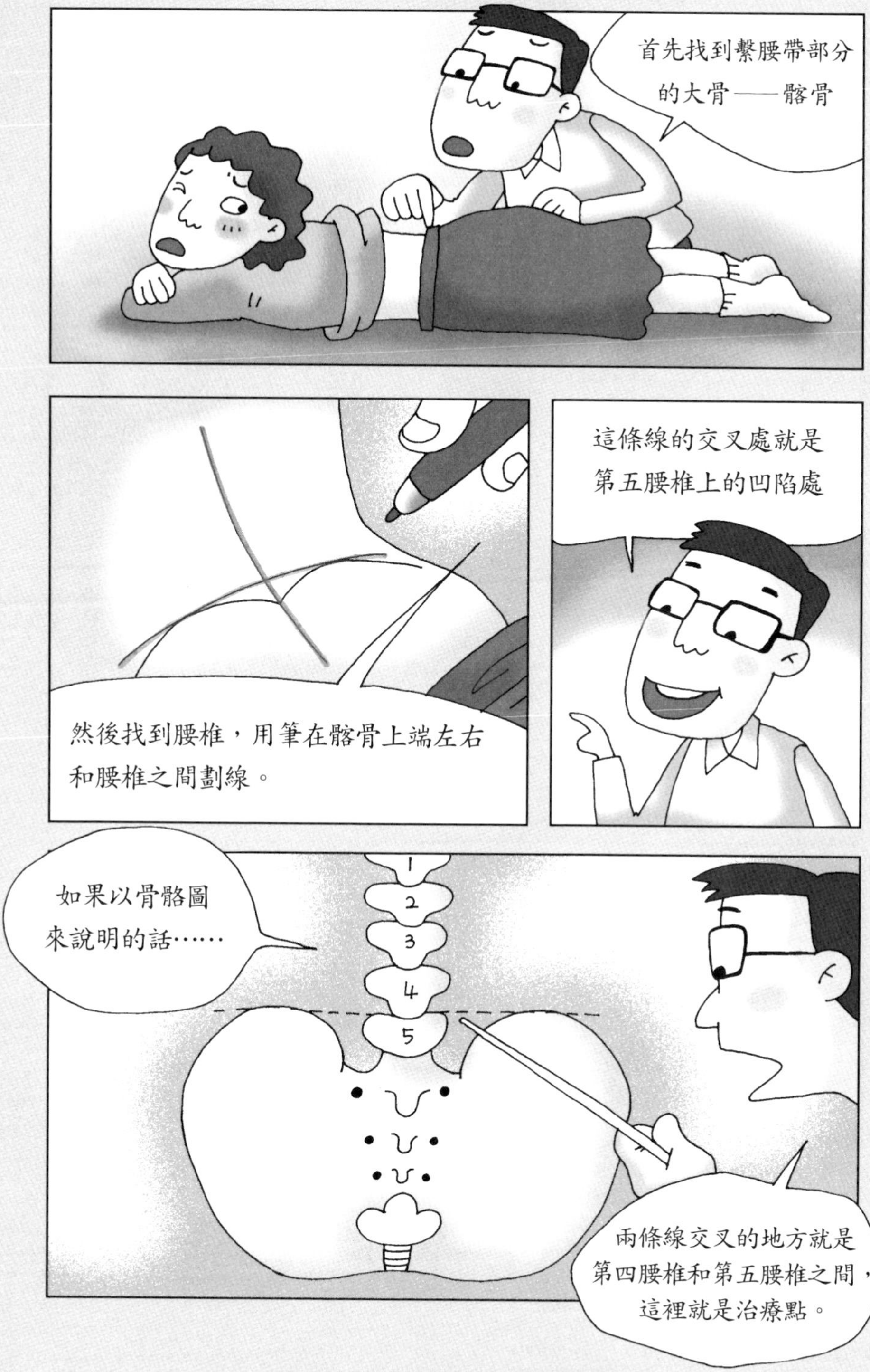
首先找到繫腰帶部分的大骨——髂骨
然後找到腰椎，用筆在髂骨上端左右和腰椎之間劃線。
這條線的交叉處就是第五腰椎上的凹陷處
如果以骨骼圖來說明的話……
1
2
3
4
5
兩條線交叉的地方就是第四腰椎和第五腰椎之間，這裡就是治療點。

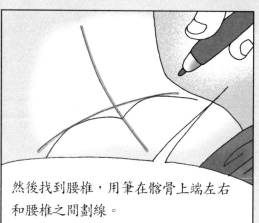

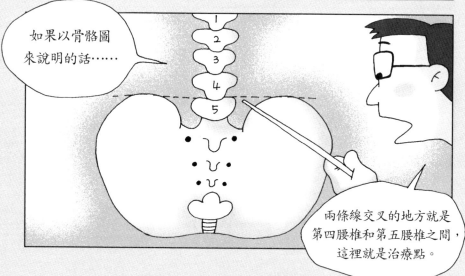

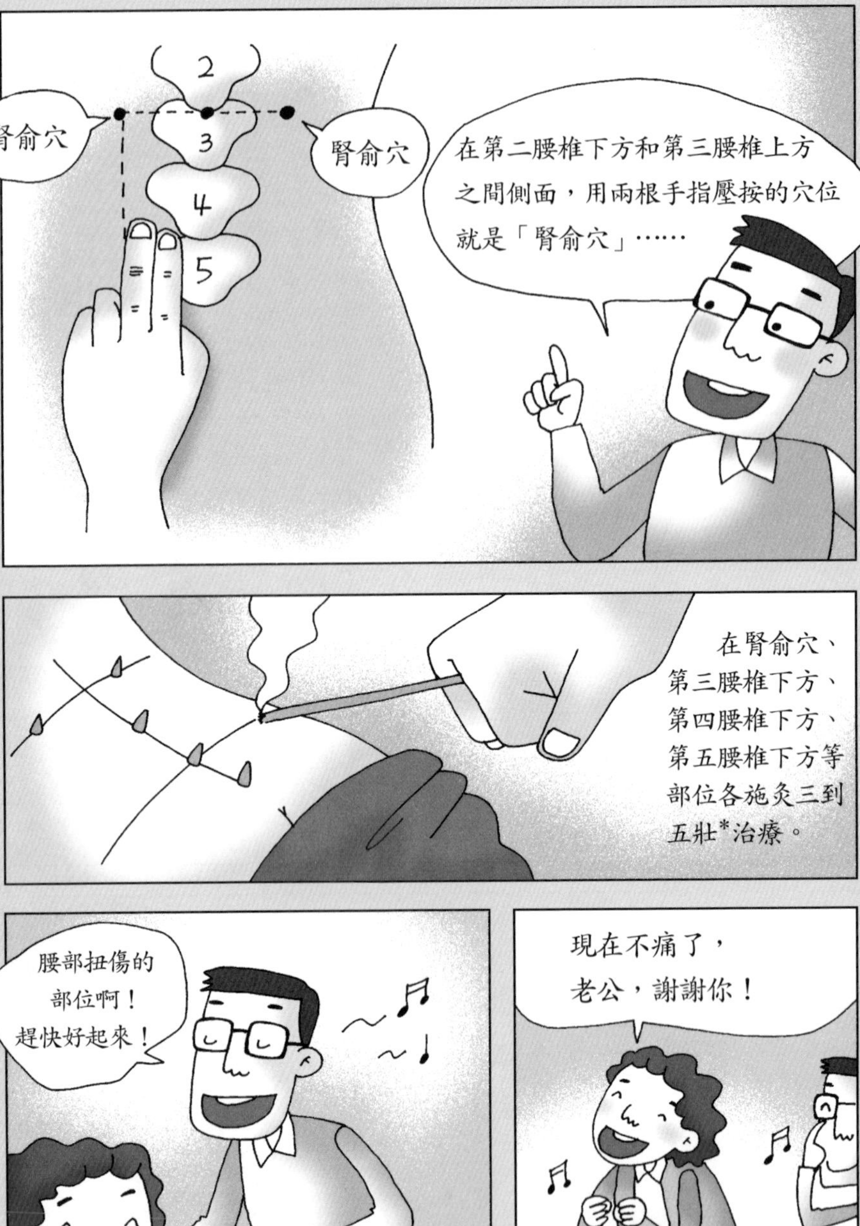
2
3
4
5
腎俞穴
腎俞穴
在第二腰椎下方和第三腰椎上方之間側面，用兩根手指壓按的穴位就是「腎俞穴」……
在腎俞穴、第三腰椎下方、第四腰椎下方、第五腰椎下方等部位各施灸三到五壯*治療。
腰部扭傷的部位啊！趕快好起來！
現在不痛了，老公，謝謝你！

*編註：燃燒艾炷一枚，謂之一壯。

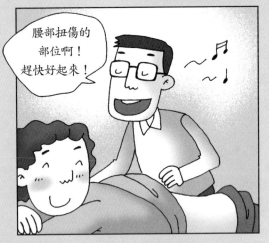

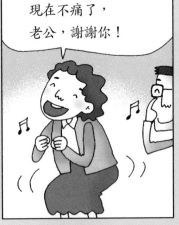

2 腰間盤突出，再也沒有比灼灸更好的治療方法了

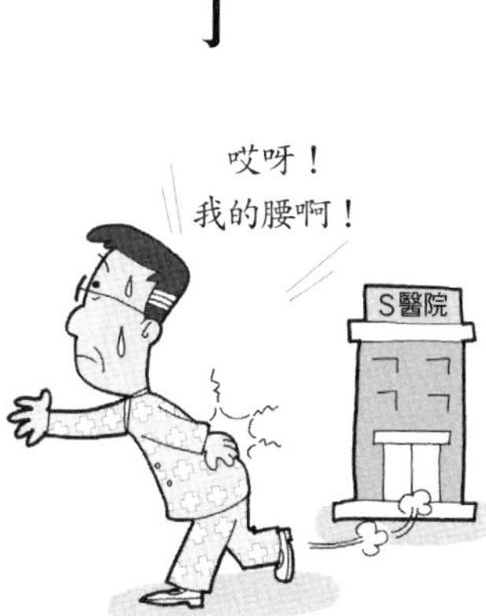

一九八五年十二月三十一日，針灸院即將打烊的時候，有一個約莫五十多歲的男人穿著醫院的病服走了進來。病服上鮮明地印著江南S醫院的字樣。他說自己姓J，正從醫院逃了出來。

「那間醫院的院長是我朋友，我聽了他的話，接受了三次腰間盤突出的手術，可還是沒能治好，現在他告訴我再也不能動手術了……。我因爲希望渺茫，問了好多人，最後才找到這裡來。」

「啊！是嗎？快進來吧！」

我讓歪歪扭扭站著的他坐上診療台，他愁眉不展地躺了上去。

「接受針灸治療的話，腰間盤突出眞的能好嗎？」

對於他突如其來的提問，我只能苦笑。關於針灸的傳聞都是如此充滿懷疑。經由針灸治療，可讓腰間盤突出痊癒是世界針灸學術會議上承認的事實，爲何還得像流言蜚語一樣到處散播？我感覺自己有必要向他詳細說明。

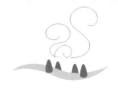

「是的，一定會好。但我不是神仙，不能告訴你什麼時候會好，但一定能痊癒。」

因爲腰間盤突出而來找我醫治的人，十有八九都是如此。因爲腰部長久疼痛，幾乎都接受過西醫所有的治療方法，甚至在手術之後才來找我。J在這些人當中，亦屬極爲嚴重的情況，在接受多達三次的手術後，已經到了無法再動手術的地步，才想到要來接受針灸治療。任誰都極其畏懼的手術，再加上恐怖、苦痛。只要對針灸稍有認識，是可以不用遭受如此的苦難的。

幾乎沒有人不知道可用針灸治療扭傷的事實，但知道可用針灸治療間盤突出症的人則不多見。這可能是因爲未能正確了解針灸，但也有可能是沒能正確了解腰間盤突出此一病症所致。

間盤突出症究竟爲何？其實無須對於醫院醫生所做的艱澀病名感到畏縮。簡單而言，間盤突出症就是扭傷，腰間盤突出就是腰部扭傷，頸間盤突出就是頸部扭傷。其原因有可能是骨頭與骨頭突然錯位，導致扭傷；或者是因爲緩慢扭曲導致扭傷。總之，人體的大骨頭——腰骨和頸骨扭傷就是間盤突出症。即便如此，間盤突出症之所以和一般變形看起來不同的原因是骨頭與骨頭之間的椎間盤突出所致。間盤突出症引發的疼痛是由於骨頭與骨頭一端連接，另一端脫離，其中間的椎間盤突起或被壓制所引起。因此腰部或頸部在一開始扭傷的時候，如果立即以針灸治療，找出病根，使其不再扭傷的話，絕無成爲重病的理由。

聽到我明確回答可以治療之後，J爽快地問我：

「這裡沒有住院病房吧？」

他似乎想再次確認，睜大眼睛看著我，然後拉著我的手說：「您跟我來一下！」並走出門外。我跟在他後面，問他：「你要去哪裡？」，他只笑著回答：「只要一下就好！」他走出建築物的入口，然後指著對面的旅館說道：

「從現在開始，那裡就是住院病房了。治病的醫生當然不會因爲把旅館指定爲住院病房就撒手不管了吧？」

就這樣，從那年最後一天的晚上開始，他住進了旅館的房間接受治療。他歷經三次手術，曾截斷、也曾伸展骨頭，但仍舊一再復發，J終究別無他法，只能將針灸治療視爲最後的希望所在。

腰椎間盤突出的起始基本上都是從腰痛開始，其中大部分是因腎虛而起。腰部錯位是如何引起的呢？一般而言，如果不是因爲外部巨大衝擊所造成，即可歸納爲是因爲腰骨不實而造成的。骨屬腎，所以腎虛會導致骨頭不結實，進而產生事故。

反覆發生扭傷或復發會導致椎間盤突出，腰和頸骨之間形成一側張開，一側閉合的情況。閉合的一側雖然健康，但張開的一邊會麻痹、無力。這就好比罹患臉部神經麻痹的人一側的嘴和眼睛會歪斜一樣。麻痹無力的一側會垮下來，健康的一側相對而言被上拉，整體呈現歪斜。

這種情況下，治療的核心就是挽救無力的一側。正如治療歪斜嘴巴的原理一樣，只要治療骨頭之間張開的一側，亦即無力的那一側即可。

爲了讓骨頭回到原位，就必須讓骨頭爲之結實。骨頭與腎臟以及儲存在腎臟裡的精氣有著密切的關係。儲存在腎臟裡的精氣可以生產出骨髓，而骨髓可以保養骨組織。因之唯有腎精充足、骨髓充滿，骨頭才能獲得充分的營養，並獲致恢復。

腎俞穴可以幫助腎臟、補充精氣，在肚臍下方的下焦穴保暖，可使腰部和脊椎增強。在腎氣滯留的腎俞穴上入針、施灸，就如同給行將枯萎的植物根部澆水一般。

腰部扭傷不單是腰的緣故，而是因整個身體虛弱所致。爲了讓身體強健，必須施以無極保養灸。灸治的穴位在手臂兩側的曲池穴、腿部兩側的足三里穴。再加上腹部中間的中脘穴，可使身體整體氣血的均衡獲得改善。此外，在肚臍下的氣海穴和關元穴施灸，用以補充原氣、促進腎精的積存。如此，可同時進行疾病整體和病根的治療。同時，在頭頂的百會穴施灸，可以讓氣血的流動通暢，在背部的肺俞穴和膏肓穴施灸，可讓患者吸收、循環清氣。

在治療整個身體之後，只要再治療疼痛的部位即可。椎間盤突出的問題大致出現在第四腰椎和第五腰椎之間，即坐骨神經分叉處，這個部位經常會發生異常。因此在大部分的情況下，只要按該部位，都會感到非常疼痛，而按疼痛部位的兩側，無論是外側還是下方都會感到疼痛。在最疼的部位——陽關穴及其上、下腰椎中間（第三腰椎和第四腰椎、第五腰椎和第一骶骨之間）的這三個部位入針、施灸。另外在腳踝後側的崑崙穴和膕窩中間的委中穴上入針，可以疏通堵住的經絡，促進血液循環，疼痛也能慢慢得到緩解。

另外，如果摸腰部下方兩側，在如眼眶一般凹陷的腰眼部位，在疼痛的一側能摸到有如手指般大小、狀態變大、可來回移動的筋。摸到這條筋最粗的部位大概就是胞肓穴或外胞肓穴，在離胞肓穴或外胞肓穴稍遠處，可視爲阿是穴，在此處施灸。然後再沿臀部尾椎慢慢地往旁邊按，會發現極爲疼痛的部位，將此部位視爲阿是穴，在此處入針，由於臀部的肉厚實，所以需用長針深刺，直刺到腿部下方有酸麻的感覺。

無極保養灸穴位

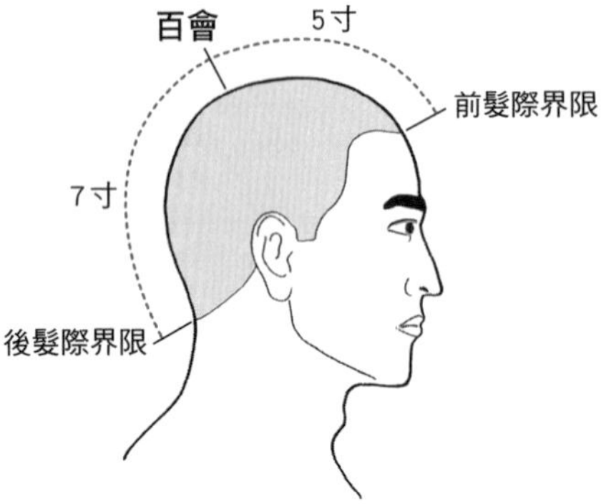
百會
5寸
前髮際界限
7寸
後髮際界限

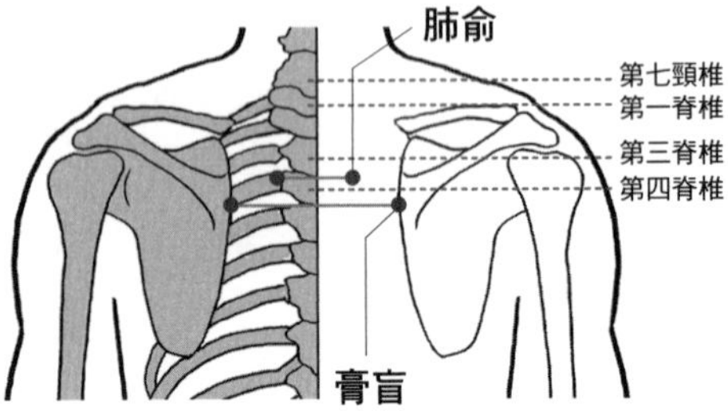
肺俞
第七頸椎
第一脊椎
第三脊椎
第四脊椎
膏盲

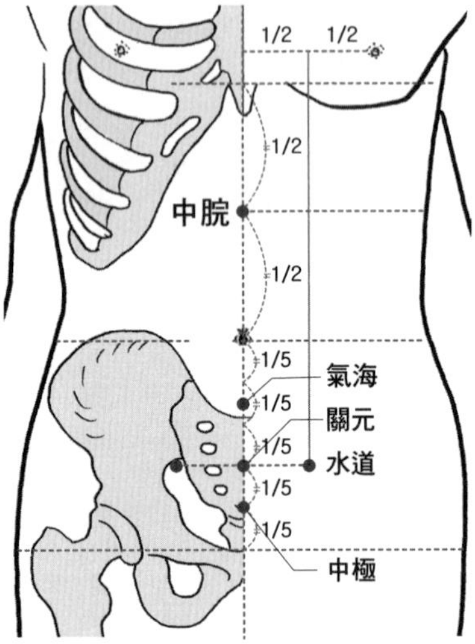
1/2
1/2
1/2
中脘
1/2
1/5
氣海
1/5
關元
1/5
水道
1/5
1/5
中極

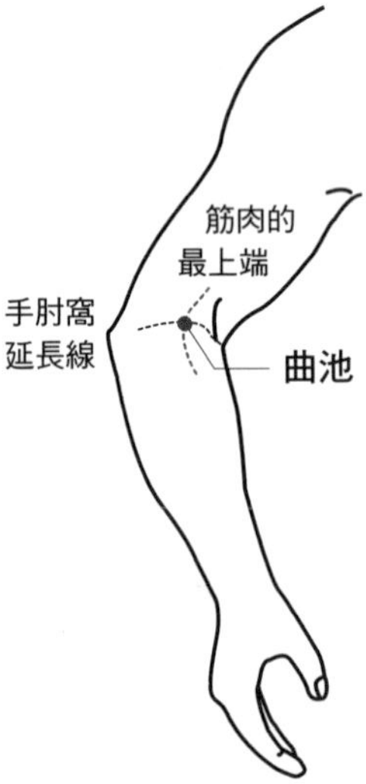
筋肉的
最上端
手肘窩
延長線
曲池

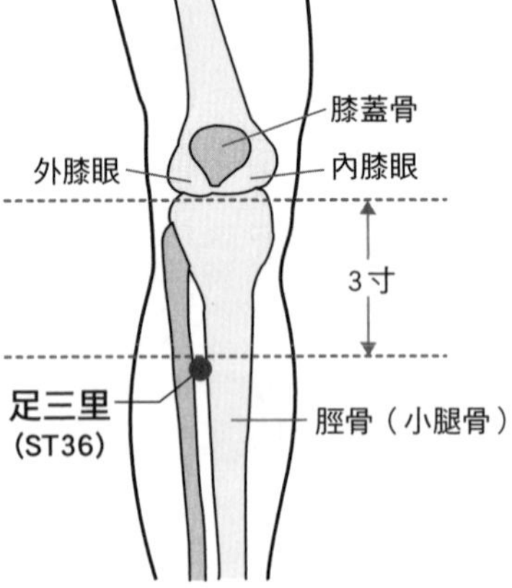
膝蓋骨
外膝眼
內膝眼
3寸
足三里
(ST36)
脛骨（小腿骨）

然後在陽陵泉穴上入針施灸。陽陵泉可補充延續骨與骨之間的筋和肌肉之氣血，匯聚筋的正氣的穴位。在支撐腰部筋肉力量的腹直筋上、肚臍旁邊的天樞穴及其下方的大巨穴上入針。天樞和大巨是與引發腰間盤突出的腰椎（背部）相對稱的位置，腰間盤突出患者的該部位筋肉緊繃、僵直，入針後，會逐漸鬆弛。疼痛擴散到小腿時，可在大腿後側中間的殷門穴和小腿的承筋穴上入針。

在開始針灸治療的五天後，J從定爲住院病房的旅館搬了出來，也立刻辦好出院手續。在腰痛消失後，他感到十分高興，就好像完全康復一般。但是他這種罹患時程久遠的病不是那麼容易就能治癒的。

對患病時間長的病症而言，灸是一種比針更理想的治療方式。他接受了超過一年的灸療。在開始治療的前兩個月，他在針灸院接受針灸治療，之後如果不是腰部太過疼痛，他都是在家裡讓家人幫他做灸療。這段期間，他還每個月到針灸院接受一、兩次的腰部矯正。

一年後，J終於可以像正常人一樣自由活動。他只要看見周遭的親友說腰部或頸部似乎出現異常，或在醫院診斷出罹患椎間盤突出的人，他都會積極地推薦針灸療法。有很多椎間盤突出的病患在他的極力勸導下來找我治療，並獲得痊癒。

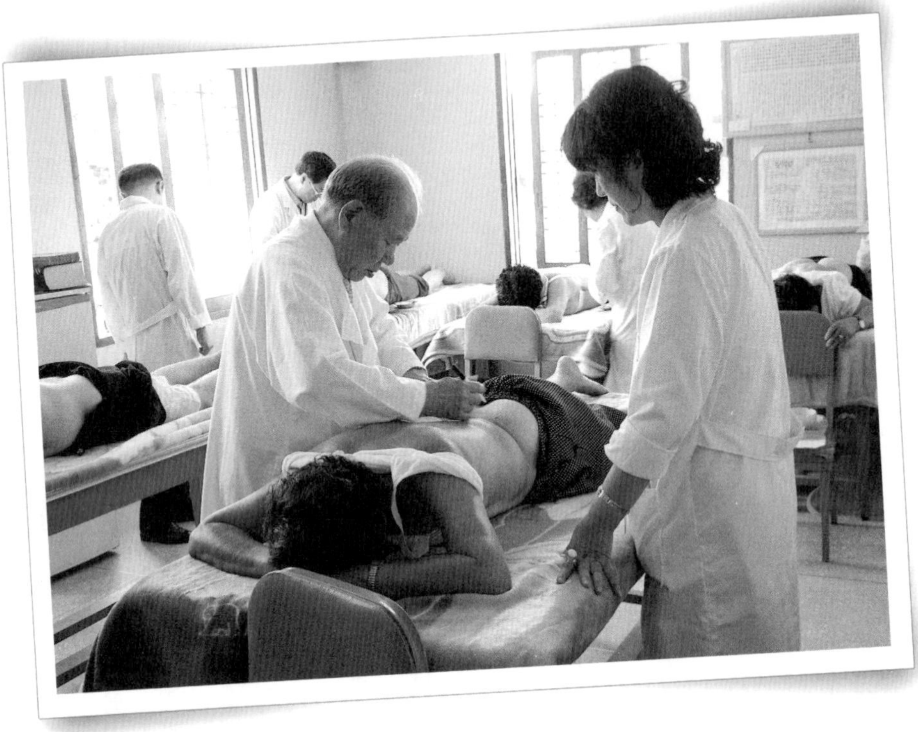

〈灸愛〉的農村針灸服務活動。
〈灸愛〉針對全國貧困老人、殘障人士、外國勞工等免費實施針灸服務活動。

在聽從J的勸導後，來找我治療的人當中，有一位K律師，他也接受過無數次的手術。他在美國動手術時，還裝上鐵製的人工骨頭，並把X光片帶來讓我看。K律師也是經由針灸治療，才得以從椎間盤突出的痛苦中解脫。他後來完全痊癒之後，曾經回憶如下：

「經過幾次手術，而且還是在號稱擁有最先進醫療技術的美國進行，甚至還裝上了人工骨頭，我想應該沒問題了。可是腰部又疼痛難耐，當時非常絕望，我想也許到了性命將盡的階段。」

後來，無論是J還是K律師，只要周遭有腰部疼痛的人，他們都勸病患不要動手術，讓病患來找我治療。他們親身經歷、並且相信椎間盤突出可以用針灸治癒。但是無論是何種疾病，又治療得有多完美，必定會留下痕跡。正如同鋼鐵斷裂，進行焊接時，即便技術如何完美，還是會留下痕跡一樣，因此最重要的便是預防。

椎間盤突出是可以預防的，最優先、最簡單的預防方法就是姿勢端正，如此，腰骨或頸骨才不會扭曲，也不會輕易扭傷。其次，絕對不可腎虛，因為骨頭與儲存在腎臟中的精氣關係至為密切。

最後，必須維持整個身體的均衡，並經常施以無極保養灸，以維健康。在曲池穴、足三里穴、中脘穴、氣海穴、關元穴、百會穴、肺俞穴、膏盲穴等八穴、十二部位施灸，提高身體的抵抗力。施灸雖然是能治病的方法，但在沒有患病的時候，它也是極爲有效的補血強壯法。

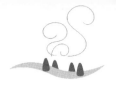

3 頸部椎間盤突出和手的關係

「您說您的手發麻嗎？」

「肩膀有的時候也發麻。」

N先生隔著厚重的鏡片偷偷地看著我，然後如此回答道。這位已經退休的教師只說了一句手發麻，然後就無言地把手腕伸過來，可能是要我把脈。他似乎很不情願回答我的問題，我緩緩地端詳他的臉孔。

把自己哪裡不舒服、如何不舒服說出來，好像會出大事一樣。但是很奇怪，去一般醫院就診的病人連醫生沒問的部分都一五一十地說出來，甚至還加油添醋，但在針灸師面前就像不會說話的啞巴了。聽說中醫師也碰到很多這樣的病人，只讓醫生把脈，之後就像去找算命仙算命的人一樣，偷偷地察言觀色，只想看你能不能猜出自己的病症。

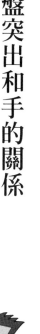

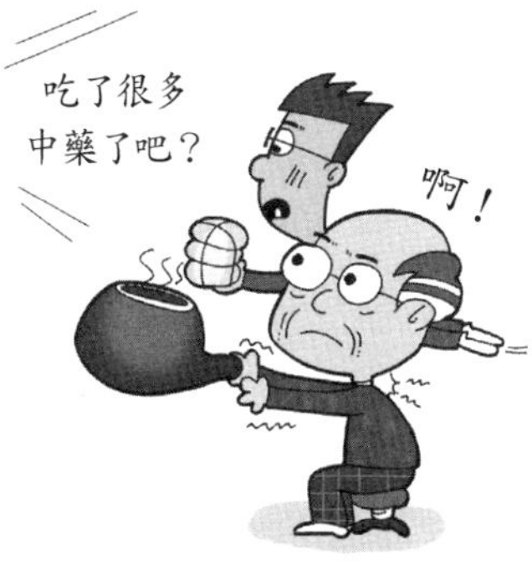

眾所周知，與現代醫學相較，包括針灸醫術在內的傳統醫學，幾乎不使用能夠幫助診斷的器具或機器。尤其針灸師和中醫師都非常重視四診——觀察患者氣色和容貌的望診，摸和把脈的切診，聽說話聲、呼吸聲或聞分泌物氣味的聞診，詢問症狀或疾病發生過程的問診。四診都非常重要，省略或疏忽其中一項都不可以。但是只要更加注意患者自己說明的症狀，必定可大幅縮小診斷疾病的範圍。

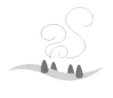

N先生在我要求他之前，就說自己的手發麻，並且伸出手腕。也許他本人心想既然這家針灸院這麼有名，如果有能力的話那就一定能猜出他的疾病。但其實他已經告訴我具決定性的線索。我委婉地問他：

「服用很多中藥了吧？」

N先生好像被發現秘密的小孩一樣，立即臉紅了。

「是啊，只有……」

他沒能痛快地給出回答，只是吞吞吐吐地說出幾個字。他好像認爲我是追查犯罪事實的人，頻頻察言觀色。事實上，從他的容貌是無法看出他是否吃了很多中藥的，只是他伸出手來，讓我把脈的動作十分熟練，而且我判斷他之所以找針灸師治療，一定是去過多家中醫院，吃了中藥，但沒有效果，才想到來這裡接受針灸治療。很明顯地，他一直服用昂貴的中藥，但仍然無法獲致痊癒，因爲我這裡有名才來試試看，順便想測試一下我的實力。

從他說的話來研判，我已經懷疑他得的是頸部椎間盤突出。手部發麻大多是中風的前兆或是肩膀疼痛，所以才會開始吃中藥。但在吃完中藥後，如果還是沒好，那就不可能是中風的前兆症狀或肩臂痛，剩下的就只有頸部的椎間盤突出而已。

爲了確認自己的研判，我問他一個問題：

「手臂轉動沒有問題吧？」

N先生前後轉動手臂後點了點頭。若長久罹患肩臂痛，肩膀會僵硬，手臂就無法自由自在地轉動，如此可知不是因肩臂痛導致的手麻。我要他如果感到手指發麻，就告訴我，然後依序按了他背部的天宗穴和膏肓穴，按此二穴，如果手指感到發麻，那就是胸椎出現異常的情況。只要從第三胸椎按到第七胸椎，尋找發麻、疼痛的地方即可，但他並沒有什麼反應。

我雖又按了一次，但N先生還是沒有反應，所以接下來我按了他肩膀根部和頸椎之間的肩井穴下方的天髎穴，這次他說感覺到手麻。按下天髎穴時，如果手指發麻，那就是他的頸椎出現了異常。我輪流按下他左邊的天髎穴和右邊的天髎穴，然後問他：

「右手沒有問題，但是左手麻，是嗎？」

「是的，左手發麻。」

兩隻手不可能同樣發麻。我站在他的左側，抓住他的額頭，然後把他的脖子拉住，讓他注視左後方，他立刻說手發麻。然後再讓他的脖子轉向相反方向的右側，他說手部不發麻。如此可以確定是頸部椎間盤突出了。此刻只需按住頸椎，就可以確實找到究竟是哪裡出了問題。我用右手的大拇指將他的頸椎由下至上逐次按了一遍。

「啊啊啊！」

他大喊說脖子後側疼痛無比。因爲覺得發麻明顯的部位在左側，所以我在他感到相當疼痛的頸椎左側旁找到了最疼的地方。

「就是這裡，出毛病的地方。」

我跟他說是因爲頸部椎間盤突出的緣故，導致手部發麻，他用無法置信的語氣反問我：

「那我去過的中醫院爲什麼沒跟我說？」

「他們跟你說是什麼導致你的手臂發麻？」

他沒回答，只是很難爲情地笑著。

「他們只跟你說是中風的前兆或肩臂痛，對吧？」

他沒有回答，只是長長地嘆了一口氣。

無論是頸部椎間盤突出還是腰部椎間盤突出，出毛病的部位——按了以後最疼的地方就是針灸治療的重點。椎間盤突出主要是三個關節同時出現毛病，所以需要治療中心點和中心點的上下、周圍部位。這就是用針灸治療椎間盤突出特效處方的核心。只治療中心點不容易復原，就算復原也很容易復發。如果三個關節同時治療，治療的過程不僅很好，而且再發病的機率也很低。

其後，在發麻的手部找出手背上的中渚穴、手腕外側的陽池穴、外關穴等部位，並進行治療。這正如同在給葉子枯乾植物的根部澆水時，也會大量澆灌葉子是一樣的道理。如果治療疾病的根源和症狀，則必能提高治療的效果。而如果同時對肩胛部位的天髎穴、天宗穴和膏肓穴也一起進行治療，則出毛病的骨頭部位疼痛就能獲得緩和，而手麻現象也會立即消失。

我還寫給他最能解決根源性問題的處方——比起胸椎的異常更根源性的原因，簡言之，引發胸椎發生異常的根源性原因即爲引發骨頭異常的原因。我們的傳統醫學認爲骨頭之所以發生毛病是由於腎虛或者全身虛弱所引起，因此我要他做無極保養灸，如此不但可以滋補全身，還能完全治癒疾病的病根。

N先生對自己在接受完針灸治療後不再手麻一事感到十分神奇，他用有些淒涼的語調自言自語說道：

「我因為手麻吃的藥不計其數，沒想到針灸一次就如此舒服……」

4 戰勝糖尿病的灸

「要是這肚子能消下去的話……我就別無所求了。」

一位因中風而半身不遂的老夫人呑呑吐吐地對我說道。這位老夫人是前國務總理S先生的妻子。S先生站在旁邊告訴我過去一段時間發生的事情。

「她在這家首爾最有名的醫院已經住了五十多天，做了各種治療，但是腫得像山丘一樣的肚子就是消不下去。事實上，我們家族裡也有不少醫生，但是都束手無策……現在能相信的就只有針灸了，所以請您過來。很多人也都推薦針灸是治療中風最好的方法。我們家人討論過後，決定接受針灸治療，也得到了醫院的諒解。」

我看了一下站在病床周圍的家屬，說道：

「既然已經決定開始接受治療，就請大家相信針灸。兩、三天內我就會讓老夫人的肚子消

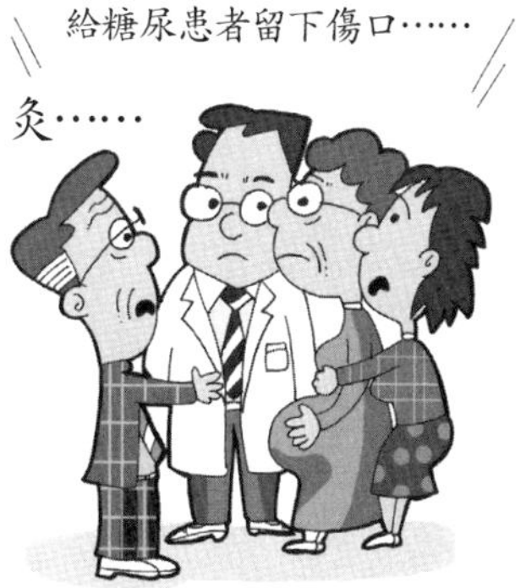

下去的。」

聽完我的話後，家屬們的表情都似乎是一頭霧水。將近兩個月的治療都完全消不下去的肚子的浮氣，怎麼可能在兩、三天內，就能用針灸治好呢？他們都覺得我的話很荒唐，但另一方面，他們的表情仍流露出希望奇蹟能夠出現。

S夫人的肚子鼓起，說明排尿出現了障礙。所以我找到了能夠幫助排尿的穴位——代表性的穴位是肚臍下的中極穴和水道穴。中極是膀胱聚氣的穴位，可以助膀胱之氣。水道如字面的意思，是水的道路，可掌管腎和膀胱，使小便通暢。

三天後，S夫人的肚子奇蹟般地消了下去，由於腫漲的程度太高，浮氣一去除，一眼就可看出肚子明顯消了下去。家屬們既高興又感到神奇。但是，高興並沒能維持多久。從小便暢通開始，糖尿病又成爲嚴重的問題。S夫人從很久以前就飽受糖尿之苦。

百分之八十以上的糖尿病患者最終都會中風，因此必須根本性地治療糖尿病。進而言之，治療糖尿病就是治療中風。

S夫人說自己能動的右手和右腳末端發麻，有時覺得疼痛，有時覺得冰涼，但是經常覺得發麻。這種症狀是糖尿病非常嚴重的證據。如果糖尿病很嚴重，手和腳的末端會同時出現發麻、冰涼和疼痛的現象。

要消除這種症狀只能靠施灸，只要在位於腳掌、脈氣像泉水一樣湧出的湧泉穴上施灸、疏通經絡，發麻、疼痛、冰涼的症狀就會立刻消失。現代的任何尖端醫術都無法治療因糖尿引起的手腳末端發麻的症狀，因此在這個部分，施灸可說是最有效的醫術。

我正要在S夫人的湧泉穴上進行灸療的時候，她的主治醫師進入病房向我抗議：

「如果在糖尿病患者身上留下傷口的話怎麼辦啊？糖尿病患者身上的傷口無法癒合，這是常識！所以糖尿病患者不但無法進行外科手術，甚至連牙齒都沒辦法拔，您難道不知道嗎？」

醫生指了一下夫人身上留下的灸痕，在進行灸療的部位留下如米粒大小的痕跡。我想向醫生解釋灸痕不會有任何問題，但是他立即提高聲量，讓我停止灸療。醫院許可的是針治，而不是灸療，當初根本沒有提到要進行灸療。

他根本不想聽我的說明，我只好把嘴閉上。因爲S夫人是住院的病患，她一定會聽從醫生的話，那麼現在只能讓家屬做選擇了。是按照醫生的話停止灸療，還是爲了接受灸療選擇出院。S夫人似乎是想確認似地向我問道：

「大夫，施灸眞的沒關係吧？」

「當然，正因爲不會有任何問題，我現在才能站在這裡。」

我很有自信地回答。

灸療是不會有任何問題的，我這一生給數十萬人進行過灸療，沒有一個人出現過問題，這就是最好的證明。而且正因爲沒有一個人發生問題，所以現在我還是持續在進行灸療。絕對不會有那種明明知道灸療有害，卻還要進行灸療的傻瓜。更何況絕對不會有那種明知糖尿病患者的傷口無法癒合，在沒有確信的情況下，還要施以灸療的傻瓜。

我畢生從事灸療，所以我不是只會用針的針師，而是針和灸併行的針灸師。

「灸療是最好的醫術，你們不也都看到了？讓腫得像山丘一樣的肚子在三天內消下去，這正是灸的力量啊！施灸以後雖然會留下小小的傷口，但也就是拜傷口所賜，身體的自然治癒能力會變強。這與在身體用細菌稍加感染，提升免疫力的接種預防針是一樣的道理。事實上，預防接種和灸療相比，根本就是極爲渺小。就以提高身體對疾病的抵抗能力而言，灸療是遠遠超乎預防接種的。因爲預防接種只針對一種病菌，但灸療是可以針對所有疾病的。

「灸療是培養身體戰鬥能力的醫術。所以進行灸療的話，平時可以預防生病，遏制疾病的發生，而即使生病也可以戰勝病魔。」

聽完我的話後，S夫人點了點頭。站在病床旁邊的醫生似乎還想說什麼，但終究作罷。我對病房裡的所有人說道：

「這裡是醫院，不讓我做灸療的話，我就不做了。但我也是個行使針和灸的醫療者，醫療者的目的就是減輕患者的痛苦。消除手尖和腳尖發麻、冰涼症狀的方法十分簡單，只要在腳掌一處施灸，疼痛就會立即消失。其他醫術還無法像灸一樣，沒有副作用地解決這一問題。怎麼樣？做灸療呢？還是讓我直接離開呢？」

病房裡的家屬只是觀望彼此的臉孔，最後大家的視線全都注視著醫生。一位家屬問醫生：「怎麼辦好呢？」另一位家屬也立刻說出自己的想法：

「之前做了灸療確實見效了啊！而且還說只灸一處就可以了，要不再試一次？」

家屬們都不表示反對，似乎都贊成此一做法，醫生也悶不作聲，站在一邊算是默許了。我在S夫人腳掌中央的湧泉穴上施灸後，就走出了病房。要不要繼續接受灸療，這是家屬才能做的決定了。

直接親眼看到、經歷過灸療的效果，還是不得不思考是否要做灸療，足見我們的醫療體系是如何地不合理。如果選擇現代醫學，無論生死，都必須依賴醫院，要不然就必須放棄現代醫學的治療。所以人們不得不輾轉往返於一般醫院、中醫院和針灸院之間。

那麼治療糖尿病最理想的方法究竟是什麼呢？是現代醫學？中藥？還是針灸？抑或是民間療法？

我敢斷言，針灸是治療糖尿最好的醫術。

現代醫學治療糖尿病的方法只是讓患者少吃東西、多做運動而已。如果病況加劇，導致胰島素缺乏，就會注射胰島素。中藥雖然有其效果，但缺點就是費用昂貴。而針灸的價格便宜、方便、沒有副作用，還可獲致確實的療效。尤其是施灸，任何人都可以做，無論在何時、何地都可以施灸，並可以獲得顯著效果。

糖尿發生的根源在腎。糖尿雖是脾臟發生問題，但最根本的原因是在於腎出現問題。這裡說的脾臟發生問題就是脾臟異常。調節血液中糖分濃度的部位是位於脾臟的胰島，所以胰島出現問題就會導致胰島素分泌異常，進而導致血液中的糖分無法得到正常調節，最終發展成糖尿病。

糖尿病又稱爲消渴症，在針灸醫學中，分爲三消，各爲上消、中消、下消。上消意味心臟，中消意味脾臟，而下消則意味腎臟。在心臟產生消渴症的原因，用最近的話來形容，就是由於壓力所引起。在現代醫學中，主要把因脾臟胰島素分泌異常所產生的疾病，以及因胰島素收容體產生問題的疾病稱爲糖尿病。

在針灸醫學中，之所以把腎視爲糖尿病重點的理由是因爲，唯有接受腎的陽氣中的溫熱之氣，脾臟才能發揮正常功能。而唯有腎的陰液充沛，肺才能夠不虞枯竭，保持柔和的活動狀態。另外，腎臟的排泄功能可引導脾臟和肺臟的功能，因爲脾臟的功能是把津液送到肺，而肺的功能則是把津液散播到全身所致。

因之，治療糖尿病的第一穴是腎俞穴。位於背部腰際的腎俞穴是腎臟的氣流入的位置。肝臟異常會引發腎的異常，所以在肝氣流入的肝俞穴上分別入針施灸，可以調節肝功能。接下來，爲了保養肺和脾，在背部肺氣流入的肺俞穴和脾的氣流入的脾俞穴上分別入針施灸。而在上腹部心氣匯聚的巨闕穴入針施灸，可幫助心臟，進而調理五臟，同時解決治療與預防併發症的問題。

要注意的是，對男、女肝俞穴和脾俞穴進行治療時，需找相反側的穴位來調節陰陽均衡。男人左側的陰和女人右側的陽容易發虛，所以要在男人的左側肝俞和女人的右側肝俞進行灸療。脾俞和肝俞相反，即要在男人的右側脾俞和女人的左側脾俞施灸。灸療之後，可以在施灸位置相反的肝俞穴和脾俞穴入針，藉以調節均衡。

此外，還可經由左期門穴及其下內側的左梁門穴來調節脾臟。對雙腿的三里穴、雙臂的曲池穴、腹部的中脘穴進行灸療，使身體整體氣血均衡；再針對肚臍下方的氣海穴、元氣匯聚的關元穴進行灸療，可滋補身體的元氣；之後在中脘穴上入針。

糖尿病也稱爲三多病：吃得多、喝得多、尿得多。糖尿病患者尤其會感覺口渴，此時用針或灸即可輕易解渴。在腳踝骨後側的太谿穴或其下方的水泉穴上灸療，口渴症狀立刻就會消失。因爲水泉是腎氣匯聚、水深之泉，故能停止乾渴的症狀。

因爲糖尿的緣故，有時陰部會發生搔癢症，導致腫脹，此時比起針灸，用水會更快。只要在搔癢、腫脹的部位用冷水清洗，症狀就能輕易解決。

人們之所以畏懼糖尿病，並不是因爲病症本身，而是它引發的併發症。產生熱量的三大營養素是脂肪、蛋白質、碳水化合物，這三者當中，如果等同於碳水化合物的糖無法分解成碳水化合物，人體的抵抗力就會降低，無法抵抗病毒的侵襲。它還會導致肝功能變糟，蛋白質也會出現不足。病原菌或疾病本身並不是問題，抵抗力不足才是最嚴重的問題。如果沒有抵抗力，生病時沒有任何機制可供抵禦，這才是糖尿的可怕之處。

施灸是增強人體抵抗力的最好方法。任何醫生、任何補藥都無法達到像施灸一樣的效果。

皮膚受到輕微燒傷時產生的物質用專業術語叫做異種蛋白質。

原本異種蛋白質是人體中的一種非正常的蛋白質。異種蛋白質如果瞬間過多注入人體，或者即便是少量，如果人體對於特定的異種蛋白質產生過多地敏感性反應，則會造成過敏反應或罹患疾病。但是少量的異種蛋白質或者特定的幾種異種蛋白質可以在人體內起到抗體的作用。像傷寒、天花等傳染病，只要得過一次，一輩子就不會再得病，這就是因爲人體內產生了異種蛋白質（抗體）。

因爲施灸產生的異種蛋白質會引發輕微燒傷。把灸棒放在皮膚上加熱，在達到六十度C左右的溫度時，會對皮膚造成輕微燒傷，受燒傷的細胞分解後，會在體內產生特殊的異種蛋白質。這種異種蛋白質被血液吸收後，會循環在整個身體內，可以在弱細胞中注入活力、回生細胞，提高人體的抵抗力。

過了幾天後，我接到了S先生的電話，他決定讓夫人在醫院接受可以做的治療。他說自己如果完全拒絕醫院的治療，僅完全相信針灸，心裡會不舒服，所以不得不做這樣的決定。他反覆感謝我在這幾天所做的治療。我也對他數度表示惋惜之意。

在我接電話的時候，剛好P集團的Y董事長進來診療室。和S先生情誼深厚的Y董事長正是拜託我治療S夫人的主人公。Y董事長聽到我說了好幾次太可惜的話，不知是不是因爲好奇，在我掛斷電話後立刻問我，我只好自始至終地坦誠以告，Y董事長一聽完，一直不住地咋舌。

Y董事長也長期受糖尿病之苦。爲了治好糖尿病，他幾乎跑遍了世界所有的著名醫院。還有一次他在一家醫院打針時，因爲休克差一點送命。經歷了生死關頭之後，他再也不往醫院跑了，而是開始來找我治療。結果Y董事長的糖尿病在經過六個月的灸療後就痊癒了。

他是絕對相信「施灸是最好」的人。所以長了膿瘡他也來接受灸療，只要覺得自己快感冒了，或者有宿醉的情況時，他也來接受灸療。有時他甚至還拉著周遭的人來，可說是完全沉醉在針灸的魅力之中。

當他知曉了熟稔的S先生的夫人罹患糖尿病的時候，他一定勸告他們接受針灸治療，在看到三天後原本腫脹的肚子消下去，他也一定覺得很高興。可是S先生決定延遲針灸治療，Y董事長一定覺得很可惜。

「他這人，應該不會想在這把年紀再娶一個老婆吧……。」

Y董事長不知道是不是覺得煩悶，長長地嘆了口氣，然後自言自語道：

「不懂就是受罪啊，受罪！一灸就成啊！明明能用灸治好的……眞是，唉……。」

5 針灸，讓中風患者站起來

有一個朋友常跟我說，如果他中了風還不如去死比較快活。他常說如果搞到手臂彎曲，雙腿還得拖著地走，大小便也沒法自己解決的話，活著還有什麼意思。結果，曾經說過這些話的朋友在大約十年後真的得了中風，拖著腿來求我。

「花多少錢都沒關係，請您一定要治好我的病啊！」

曾經說中風病患太可憐了，如果得中風還不如去死的人，一旦發生在自己身上，心理狀態就立刻改變了吧。中風是種非常乖戾的疾病，不會讓人那麼容易死去，也不會那麼容易被治癒。所以如果得了中風，比起家人，患者本人會更加執著，即便把房子賣掉，也要把病治好。

「你難道不知道如果因中風而導致半身不遂，就再也無法治癒了嗎？」

「但這只是第一次啊，總該比中風兩、三次的人好點吧？」

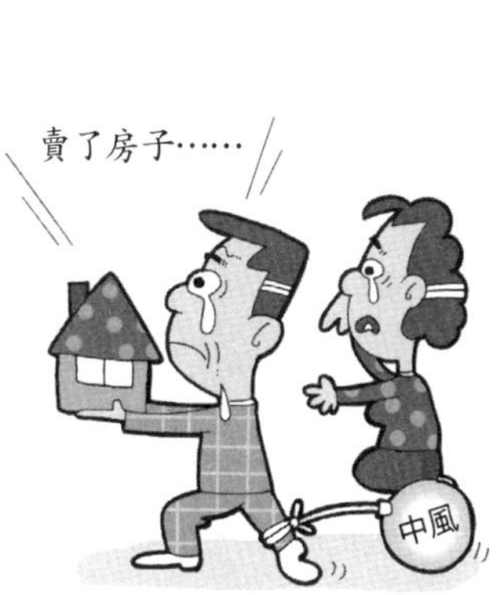

「第一次？你現在的手腳都不聽使喚，至少已經中風兩次以上了。」

第一次中風是十分輕微的，大部分會在不知不覺之中過去，即使感到有點不舒服，不加以治療也沒關係。第一次中風不會突然昏迷，普通都是慢慢發生，即便症狀嚴重一些，通常在一個星期內都會恢復。

但到了第二次中風時，患者會突然暈倒、呈現昏迷狀態。即使醒來，手也會無法伸展自如，雙腳則無力拖著，成爲半身不遂。最嚴重的是第三次中風。經歷過兩次中風後，雖有些不方便，但還能行走、還能說話。第三次中風後即使能活下來，但也不算活人了。一般只能躺著，無法動彈，連大小便也無法自理。

我告訴他這已經是第二次中風，但他堅決不相信，一直堅持說是第一次。人們雖都說自己的身體很珍貴，卻經常不注意身體傳來的信號。

「你仔細想一下，以前一定有過頭痛、頭暈或噁心的症狀。」

他感到非常驚訝，眼睛瞪得圓圓的。

正如字面的意思，「中風」即被風擊中，就是說被具有傷害身體的邪氣——「風」擊中，從而引發病症。風是看不見的，但即便是看不見的風也會有跡象。正如輕拂過的微風不可能沒有痕跡一般，中風也是一樣，在席捲而來之時，通常都是有徵兆的。

中風的人首先會感到頭痛，更嚴重時還會感覺頭暈，然後會感到噁心，最後是嘔吐。到了嘔吐階段，就說明腦血管已經破裂或堵塞，如此身體的一半就無法使用了。

「如果頭痛的時候，不，頭暈的時候，或者是覺得噁心的時候來找我就好了……至遲在嘔吐之前來找我的話，就不會這麼嚴重了。」

我覺得十分惋惜。如果在嘔吐之前、噁心之前、頭暈之前、嚴重頭痛之前入針的話，就不會發生這麼可怕的事情。而如果平時能進行灸療，根本就不會出現中風最初的頭痛現象。所以說如果不懂的話就糟糕了。預防疾病比治療疾病更簡單，也更有效果，若想做到預防，就必須對自己的身體和疾病有所瞭解。

他苦苦哀求我治好他，說我無論要他怎麼做，他都會做到，只要能治好他。但這不是哀求就可以治好的疾病。

「中風是不能根治的，只能做到不再惡化、不再發生第三次中風而已。」

如果發生第三次中風時，很有可能死亡，否則就算是能活下來，也會變成全身麻痹，以那種狀態而言，絕對不可能活過三年。躺在那裡也許可以活個十年、十五年，但第二次中風時，只能活三到五年，第三次中風能活三年左右，加起來就是五到六年。

我雖然對苦苦哀求的他有惻隱之心，但與其給他一個虛無的希望，不如把實情告訴他。

「若治療很長時間，有可能治療到接近痊癒。以前有一個人治療了八年，最後恢復得和正常人沒什麼兩樣。但我無法保證每個人都能恢復得像那個人一樣。

「首先，最重要的是防止復發。若再次復發、暈倒，那就完了。如果死了也就算了，若躺著無法自理大小便的話，家人會多麼辛苦？有人說中風是百病之王，不能痛快地死，也不能很快痊癒，但凡事都必須依賴別人。大家都說久病床前無孝子，中風就是那種如果有十個家人，十個家人都想撇下你不管的病，所以不要性急地想要完全康復，朝著不要復發的方向進行治療吧！這不但是爲了你自己，也是爲了家人著想。」

他聽了我的話，長長地嘆了口氣。他埋怨滿懷期待可以康復的自己，也感到這個世界眞是無情。其實我也覺得這個世界十分無情。對醫生來說，要說出那一句沒有辦法醫治的話，無論是以前或現在，其實都很不容易。

中風是腦部出現異常的疾病，所以治療非常困難。腦和五臟六腑不同，出現異常的時候，不可能用別人的臟器來替換，也無法使用人工裝置來代替。所以如果腦的功能停止，就跟死去沒有兩樣，又稱爲腦死，不可能做器官移植手術。

中風大致分爲兩種，分別是破裂和堵塞。其一是因腦血管破裂而導致顱內出血，其二是因腦動脈部分堵塞而導致周圍腦細胞壞死。外表看來，這兩種情況雖都會導致半身不遂，但是它們的起因卻完全不同。

腦血管破裂導致的腦出血要比腦血管阻塞導致的腦梗塞發生突然，病情發展也更快。腦出血因出血部位不同，其症狀也會不同，但大多都會出現意識障礙、胸悶、嘔吐和癲癇等症狀。腦出血發生的部位大多是大腦、小腦以及連接大腦和脊髓的腦幹中央的腦橋。

大腦出血可分爲外側型和內側型。大腦皮質中有一個運動神經纖維聚集的部位，其下方叫做內包，出血發生在內包外側就是外側型出血，發生在內包內側就是內側型出血。

如果發生外側型出血會導致相反側的手腳麻痹、嚴重頭痛、胸口不舒服、氣悶、並且會嘔吐。接下來會意識模糊，如果出血量多的話，會陷入昏迷狀態，眼睛也只能注視左或右的一個固定方向。與出血部位相反側的手腳之所以麻痹，是因爲主管運動的纖維由大腦伸出，在下行至脊髓的途中，在腦與脊髓的接點——延髓交叉所致。

如果出血量小的話，意識會比較容易恢復，麻痹症狀也能較快獲致解決。但是如果出血量多或者破裂的部位是腦室的話，會直接導致死亡。即使能撿回一條命，也會半身失去知覺。有時雙眼會出現只能看到左或右一個方向的症狀。舉例而言，如果麻痹的半身是右側，則雙眼的視野都只能看到左邊的一半。另外，如果是左側大腦出血，導致左側半身不遂時，會發生無法說話的失語症，即便能說話，也會讓人聽不懂。

內側型腦出血是腦的深部——視床出血所發生的。和外側型腦出血的症狀雖很類似，但初期會出現大量嘔吐、意識障礙也更嚴重，偶爾還會發高燒。眼睛似乎一直看著鼻尖，視線只能固定在中央的下方，無法看上面，用光照也不會有瞳孔收縮的反應。而且出血從腦室破裂出來的機率很高，所以內側型腦出血比外側型腦出血更加危險。

小腦出血的特徵是不會輕易使患者失去意識，在有意識的狀態下，會發生血壓上升、嚴重頭痛、頭暈和嘔吐等症狀。躺著的時候，活動手腳不會有太大的問題，但是當站起來或走動時，身體就不聽使喚了。經過幾十分鐘到幾個小時之後，會出現四肢麻痹、意識障礙、眼睛只能凝視一個方向（發生麻痹的相反側）、一側的眼角變僵硬、雙眼瞳孔大小不同等症狀，最後導致死亡。

發生腦出血時，最危險的部位就是腦橋。腦橋位於連接大腦和脊髓的腦幹中央，是連接上下部分的神經纖維非常密集的部位，也是連接腦神經細胞和小腦的通道，更是主管意識的部位之一。若腦橋出血，患者會立刻陷入昏迷狀態，四肢麻痹，發高燒的機率也很高。此外，瞳孔會嚴重收縮，昏迷後，血壓會急速上升然後下降，呼吸也會出現異常。腦橋出血的死亡率特別高，患者大多在二至三天內死亡。

此外，腦出血還包括蜘蛛膜下側出血的情況，蜘蛛膜是包著腦的三層膜中的中間一層。動脈血管壁上的粗糙部分因血壓或老化等原因，會變得更加粗糙且鼓起，宛如袋狀，嚴重的話會破裂，亦即蜘蛛膜下出血。蜘蛛膜下出血非常突然，特徵是病患會嚴重頭痛，據病患形容，其疼痛程度猶如用斧頭錘打頭部一般。血管破裂幾天前會有一些徵兆，如頭痛、臉色變紅，有時還會發生癲癇。

蜘蛛膜下出血是發生在腦表面的出血，所以神經麻痹等症狀並不多見。但是如果出血的血液匯聚導致血管鼓起如袋裝的血腫壓迫到腦，或者腦血管蜷縮、下垂導致腦的血液循環不順，可能會引發半身麻痹或失語症。有時因血管鼓起，壓迫到神經，會發生在出血之前就麻痹的情況。蜘蛛膜下出血雖然很少會引發意識障礙，但是有時會發生陷入昏迷狀態後，再也沒醒過來，直接死亡的病例。

另一方面，腦血管堵塞的腦梗塞和血管破裂的腦出血進行的過程十分不同。動脈堵塞的腦梗塞大致有兩類，即血栓和塞栓。血栓是動脈本身出現病症而導致的動脈堵塞，塞栓則是動脈本身沒有問題，但因心臟異常出現的血塊（血栓）或因動脈硬化而引發的血栓，或空氣和脂肪等誤流入腦動脈後堵住血管。

腦血栓很有可能在前一晚睡覺前都沒有任何異常，但在天亮想起床時，開始出現一側的手臂麻痹，無法動彈的症狀。雖然有時突然發生麻痹，但一般在幾分鐘或者幾個小時內，分階段進行。與腦出血不同，腦血栓發生時沒有意識障礙，即便有也非常輕微。頭痛、嘔吐現象也幾乎沒有或很輕微，有些情況下會發生癲癇症狀。腦梗塞雖不如腦出血危險，但如果大的腦動脈堵塞，也可能會陷入昏迷狀態。

相反地，腦栓塞症發病非常突然，症狀常在幾秒或幾分鐘內即行結束。意識會爲之模糊，癲癇也比腦血栓更常發生。

無論是腦血栓和腦塞栓，發生原因都是因爲動脈堵塞，血液無法獲得供給，導致腦部分壞死。因此根據何種動脈堵塞，症狀各不相同，但發生一側麻痹的情況最多。由於最多血液流動的中央大腦動脈最容易發生問題，所以幾乎都會發生半身不遂的症狀。

一旦發生中風，就會非常麻煩。即便是住院，也常會被逼著出院，即便想住院，通常也不會被接受。任何醫生、中醫師對於中風病患能做的治療也只能是防止病情惡化而已。

但是針和灸則不同，雖然說無法完全治癒，但至少能夠讓原本連大小便都無法自理的患者站起來，自己上廁所。這種預後程度雖也有其限制，但如果不放棄針灸，至少在活著的時候，會減少對家人的依賴，讓家人不那麼辛苦。

中風通常在身體的氣不足導致虛弱時發生。所以如果精力旺盛，即便血壓略高，血管也不會破裂或堵塞。因之治療中風只要滋補精力即可。在調血助氣、治療慢性病方面，灸絕對是最好的方法。

以治療中風的穴位而言，百會穴應該是首選穴位。百會穴位於頭頂，是陽氣匯聚之處，此穴功能在讓下沉的陽氣上升。第二個穴位是位於耳朵前端的曲鬢穴，此穴可疏通從頭到腳在身體側面流淌的膽的經絡——足少陽膽經，並滋補精力。肩部中央的肩井穴可使上沖的氣下降；大腿外側中央的風市穴和外腳踝上側的懸鐘穴可讓筋骨堅實。位於膝蓋外側下方的三里穴可讓清氣上升、濁氣下降，從而助消化、強化腿力。位於肘窩的曲池穴可疏通氣血，使關節更加靈活。

百會、曲鬢、肩井、風市、懸鐘、三里和曲池等被稱爲治療中風的七大要穴，在治療中風方面是非常重要的穴位。

另一方面，如果發生血管堵塞的腦梗塞，可用風池穴、大椎穴和間使穴來代替曲鬢穴、風市穴、懸鐘穴等三穴。風池穴位於後頭骨下側，可去除聚集在頭部的邪氣；大椎穴位於第七頸骨下方，可以疏通全身的陽氣；手腕內側的間使穴可疏散淤血。

這裡還有一個絕對不能漏掉的治療點。觸摸身體因中風麻痹的相反側的頭部，會發現一個軟軟的或鼓出來的地方，這個地方就是阿是穴。一定要在這個穴位施灸，施灸後可以緩解頭痛。

因半身不遂導致手臂或腿部出現蜷縮症狀，也有方法可以治癒。若手肘蜷縮，刺激位於肘窩內側中央的曲澤穴即可解決。手腕蜷縮時，可經由刺激手腕內側中央的大陵穴來解決。膝窩蜷縮時，可刺激膝蓋內側的曲泉穴來解決。腳踝蜷縮時，可刺激內腳踝骨後側的太谿穴來解決。手指蜷縮時，可在手指之間的八邪穴進行針療解決。腳趾蜷縮時，可在腳趾之間的八風穴進行針療解決。發生語言障礙時，可在下巴下方的廉泉穴和手腕內側的通里穴進行治療。皮膚感到麻痹時，可以在出現麻痹症狀的部位進行針療解決麻痹現象。

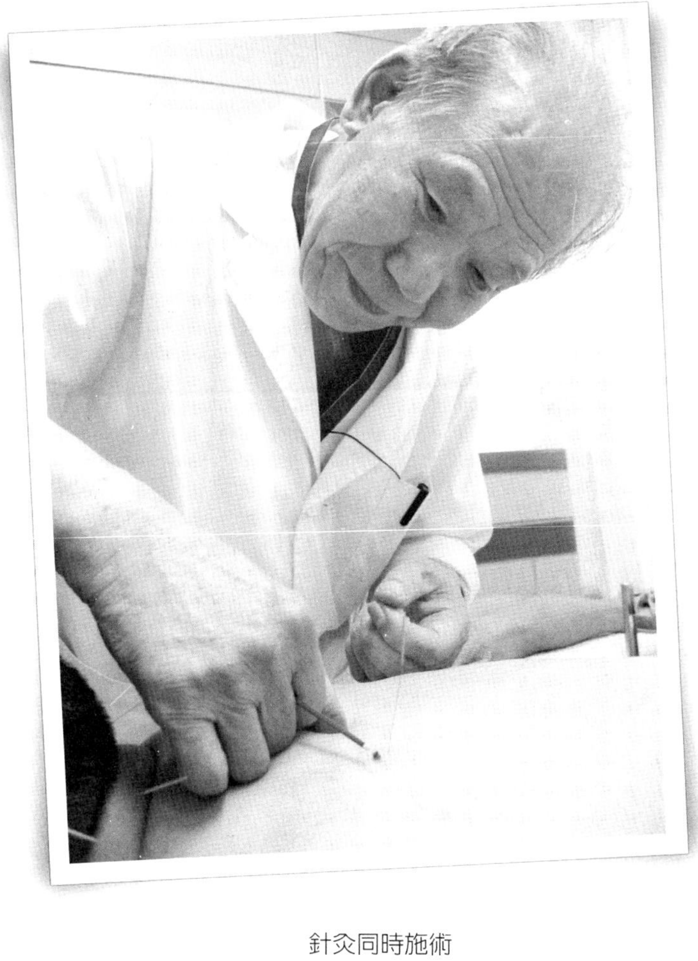

針灸同時施術

無論是什麼病，最重要的治療就是得讓病患吃好。吃好，有力氣後，疾病才能康復。因此在腹部胃的氣匯聚、可提高胃功能的中脘穴上施灸，可以助食慾、助消化。進食之後還得順利排泄，因此在肚臍下的氣海穴和原氣匯聚的關元穴施灸可以匯聚清氣，排出濁氣。之後在位於背部、能疏通肺氣的肺俞穴、能疏通肝氣的肝俞穴、能疏通腎氣的腎俞穴施灸，可提高肺、肝、腎功能，從而調節血壓，使身體生出力氣，防止再度復發，疾病也能得到治癒。

他默默地接受治療，但還是沒有掩飾臉上極其失望的表情。滿懷希望地來找我，想從我這裡聽到一定能治好的回答，但聽到我說沒有辦法完全治癒，他也因此覺得沒有希望。

為了安慰失望的他，我又找了一個施灸穴位——位於膝蓋外側的陽陵泉穴，這個穴位可以讓他的筋肉立即充滿力量。

「好，灸療已經結束了，您會立刻生出力氣的，站起來走走看吧！」

他不情願地站起來，向前伸了一下麻痹的右腿，腳步變得輕盈許多，他的表情也立刻開朗起來。

「哇，您看，我的手腳馬上就變得這麼柔軟、這麼輕快！」

他一直不停地活動手腳，並看著我。看樣子他是想問我，才接受短暫的治療就有這麼好的效果，完全治癒也不是不可能的事情吧？

只要使用針和灸治療一次就能立刻出現效果。比起治療之前，感覺就好像疾病已經完全治癒一般。但是療效和治癒不同，慢性病和患病時間過長的疾病都需要長時間的治療才會痊癒，舉例而言，如果有一個必須接受一個月治療才會痊癒的疾病，此類疾病在開始治療的兩、三天內，會呈現百分之七十的療效，但問題在於剩下的百分之三十。剩下的百分之三十要獲得治療才算痊癒，而想治療這百分之三十，需要一個月中的二十七天。可知慢性疾病要獲得治癒並不是一件容易的事情。

接下來的幾天，他都一個人充滿喜悅地接受治療。但是從第五天開始，他開始不停地發牢騷，抱怨爲什麼沒有更大的恢復。中風是腦部發生問題，中風病患會像孩子一樣失去耐性，動不動就要脾氣。其實我也希望他的病能夠儘早痊癒。

「比起來這裡之前，手腳不是更加輕便，力氣也增加不少了嗎？中風不會那麼容易治癒的，不要著急啊！」

隔天，他沒有再來。之後的好長一段時間我也沒有他的消息，大概是聽說哪裡有誰的醫術高明，跑到那裡去了。

大概三個月後，他又再次出現。他說這幾個月他去過其他醫院、也去了中醫院，還吃了不少「特效藥」。而且他聽說有個地方能在三天內用針治好，於是去了那裡，但是他抱怨那裡的針療實在是疼得差點要他的命。

「我在接受針療的時候，因爲太過疼痛，你知道我在那個人入針的時候大叫什麼了嗎？」

「說什麼了？」

「我說，你給我入針的時候這麼痛，如果我的病沒治好，我就會要你的命。」

我大聲地笑了出來，他到底是多痛才會說出這樣的話？另一方面，我的心情還是非常複雜，如果不懂的話就糟糕了。如果不知道針療的根本，就算針療時疼痛，也沒法說一句話。如果不懂中風之前的徵兆，就只好承受一切。而如果不懂可預防中風的灸療，也只好接受一切後果。要看看是否中風，只要把舌頭伸到嘴巴外面就能知道。中風的人舌頭會不自主地歪向一邊，即歪向有力的那一邊。有頭暈、噁心的症狀，如果懷疑自己是不是中風，只要把舌頭伸出來就行了。

6 一針退燒

剛要打開M醫院VIP病房的門時，我因爲裡面傳出來的聲音暫時停住腳步。

「連我的病都醫不好，你們還算是醫生嗎？」

原來是S食品朴董事長向在這個醫院擔任副院長的兒子大發雷霆，剛好這時我出現了。不用再聽內容，我也能充分明白是什麼事情了。因爲我和針灸的緣故，兒子和父親……不，應該是醫生和患者正在吵架。

我一進入病房，朴董事長和夫人非常高興，副院長瞥了一眼，確認是我之後，無言地離開了病房。朴董事長一看到我就開始向我訴苦：

「醫生是什麼？不是治病的人嗎？但是爲什麼在首爾這樣一家綜合醫院裡，把所有科長級以上的醫生都動員起來也無法讓我退燒呢？」

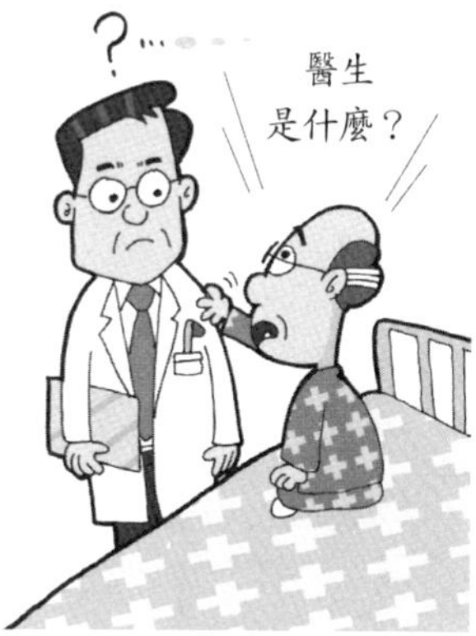

大概是說得太急了，朴董事長做手勢要我稍等一下，他緩口氣後接著跟我說：

「患者們希望的是治好病，而不是爲了見到一位擁有博士學位的醫生吧？所以我跟他們說了，現在開始不再需要他們了，我要接受針灸治療。」

我輕輕握住的朴董事長激動的手，對他說，好了、知道了，並頻頻點頭，拍拍他的胸口，讓他消氣。

年近七十的朴董事長特別容易感冒，一感冒就病得非常嚴重。所以全家人都戰戰兢兢，生怕他感冒，朴董事長本人也怕自己感冒，所以非常小心。但這次還是到了不得不住院的地步。以前朴董事長偶爾也接受過我的治療，但是每次治療都會引起一陣騷動。在房間裡接受針灸，整個房間都會是燒艾灸和燒香的味道。每次做完後，董事長夫人就急急忙忙要把所有的窗戶全部打開，而且還要用電風扇來吹散房間裡的煙味。身爲醫生的兒子只要一聞到艾草和燒香的味道，就知道自己的父親又做了灸療，於是就會說一些不中聽的話。爲了避免父子之間的爭吵，董事長夫人每次都只能偷偷摸摸地請針灸師給丈夫做治療。一直這麼小心謹慎瞞著兒子治療的朴董事長，今天居然在兒子工作的醫院裡喊著要接受針灸治療，兒子的尷尬、困惑也是理所當然的了。

激動得臉發紅的朴董事長用力抓住我的手，對我說：

「最新醫術無法治好我，我現在只能把希望寄託在最古老的針灸醫術上了。」

站在旁邊的夫人也默認地點了點頭。我輪流看著他們，然後說道：

「放心吧！我會治好您的。」

我七十餘年前開業當時，針灸師不分晝夜，只要患者出現，就會被拉去治療。尤其是突發的胃痙攣、出血等疾病，經常都是凌晨發作，我常常睡到一半就被叫醒、帶走。現在好多了，危急的病患一定會去醫院的急診室，不會來找我。這當然是一件令人惋惜的事，但我身爲進行針灸治療的針灸師，近年來確實輕鬆了不少。

大部分會來找我治療的患者首先都是去藥店買藥吃，不久之後去醫院治療，沒好的話，又開始嘗試吃中藥，然後又去醫院，再不行的話，只好抱著一絲絲的希望，接受針灸的治療。所以就算我沒法治好他們的病，他們也不會埋怨我。

等朴董事長的情緒穩定下來後，爲確認他的氣口脈，我觸診了他雙手腕的寸口。經由左手腕上的寸可診斷出心的狀態，經由關可診斷出肝的狀態，經由尺可以診出腎的狀態。再經由右手腕上的寸診肺，經由關診脾，經由尺可以診出命門的狀態。朴董事長右寸上的肺脈非常強烈，兩側的尺脈較弱。

「最近是不是有不滿意的事情啊？」

我放下診脈的手，如此詢問，朴董事長一頭霧水地反問我：

「怎麼，診脈還能診出這樣的事情嗎？」

「哈哈，是不是腿也沒有力氣啊？」

朴董事長和夫人沒有回答我的問題，兩人只是對望著。

「如果氣因爲欲求或不滿而無法散發，就會在胸口積成熱氣，上升後會形成肺熱。熱量聚集在肺部，再加上感冒，就成了熱上加熱了。所以無論再怎麼打針或吃藥都無法退燒。另外因爲肺熱導致了腎水乾燥，所以腿會感覺無力。」

朴董事長一聽說這段期間在醫院接受治療都無法退燒的原因竟然是因爲心結所致，他終於吐露一直憋在自己心裡的事情。而且他心裡一直都在擔心是不是得了醫院檢查不出來、無法醫治的怪病。

朴董事長是因爲心傷而得的內傷病。內傷需要調理作爲內心能量通路的經絡。肺熱因內傷而起，所以首先得治療肺的經絡手太陰肺經的火穴——漁際穴。心過度活動會導致肺的疲勞和虛弱，所以得在心的經絡手少陰心經的通里穴上入針，藉以安定內心的紛亂。接著在風門穴和肺俞穴上施灸來調理因感冒導致的熱。在手太陰肺經的出發點——胃中央的中脘穴上施灸，可以補肺，同時助消化。最後爲調理上、下半身的均衡，在手臂的曲池穴和足三里穴上施灸，體溫立刻開始降了下來。

在旁邊注視著的董事長夫人一直自言自語說太神奇了。

「這麼快就退燒了……我兒子把醫院的其他醫生都叫過來也沒能退燒……」

看到朴董事長安然入睡後，我走出了病房，董事長夫人一直把我送到了病房門外，我向她力薦堅持灸治的必要性。

「每天在家的時候，只要在幾處做半粒米大小的灸治，就可以預防感冒、健康地生活。一定要試試看啊！」

幾天後，出院的朴董事長把我叫到他家去，說想在家繼續做灸療，讓我教他做灸療的方法。我告訴了朴董事長需要進行灸療的穴位。我首先勸他做無極保養穴。此外，我還教他感覺即將要感冒時，在身體邪氣進出的門——風門穴上施灸，即可加以治療。

「感冒時是不是感到背部涼颼颼的啊？涼颼颼的部位就是風門穴。每天施灸可以預防感冒，即使得了感冒，只要在風門穴上施灸就可以退燒，身體的酸痛也可以退治。您一定要努力施灸啊！」

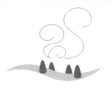

幾個月後，朴董事長打電話給我，表示感謝之意。因夫人每天認眞地幫他施灸，最近都沒有感冒，也過得很好。我告訴他我反而感謝他這麼相信我，這麼認眞地進行灸治，最後我問他：「現在還要在施灸後開窗戶、開電風扇嗎？」

朴董事長笑著大聲回答，自己施灸後沒有得過感冒，他的兒子也非常開心，不再反對他做針灸，現在可以放心地在家施灸了。

朴董事長這位醫生兒子正是韓國細菌學者中的翹楚，當過中央醫療院長和保健社會部的次長。在研究癌症的同時，還兼行研究利用針灸的治療法，可說是一位眞正的醫師。

雞 眼

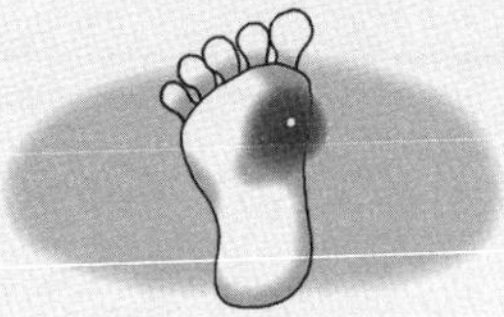

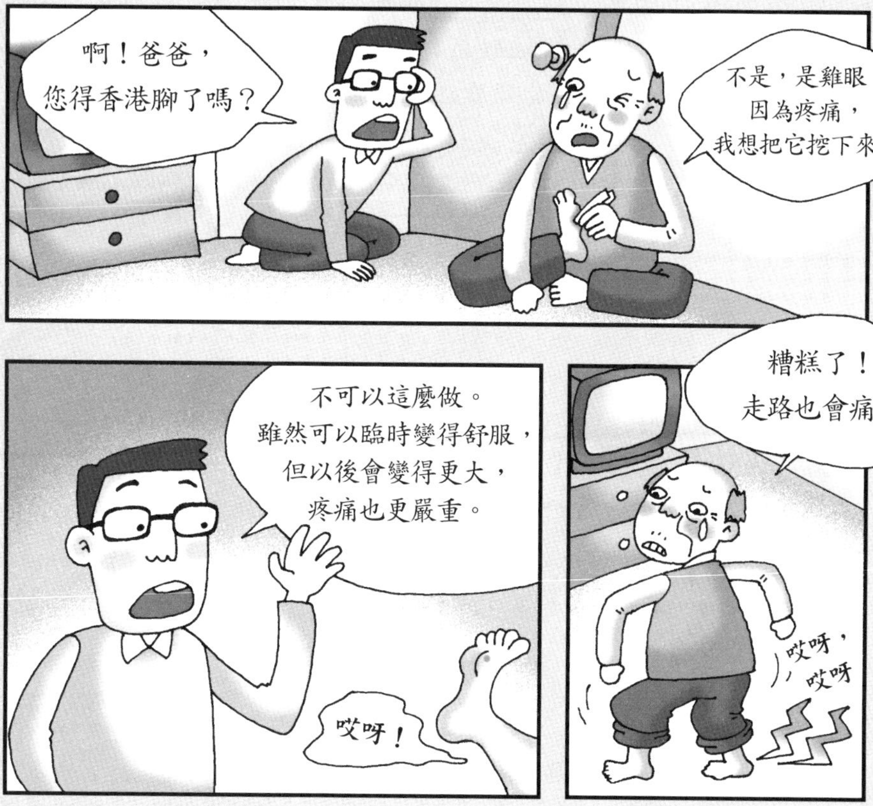
啊！爸爸，
您得香港腳了嗎？
不是，是雞眼，
因為疼痛，
我想把它挖下來。
不可以這麼做。
雖然可以臨時變得舒服，
但以後會變得更大，
疼痛也更嚴重。
哎呀！
糟糕了！
走路也會痛！
哎呀，
哎呀

雞眼（corn）

手掌、手指內側、腳掌、腳掌內則等部位的皮膚因為持續受到機械性的刺激，在小範圍內形成角質增生，在內皮內長成。壓按的話會疼痛，因痛覺有時不能行走。

鞋子是最主要的原因，一定要穿合腳的鞋子。

尤其得注意不要壓迫容易生長雞眼的地方。

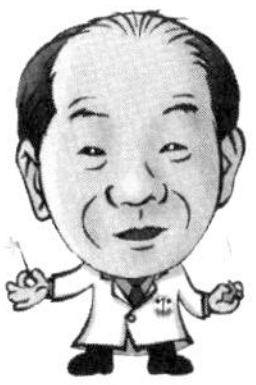

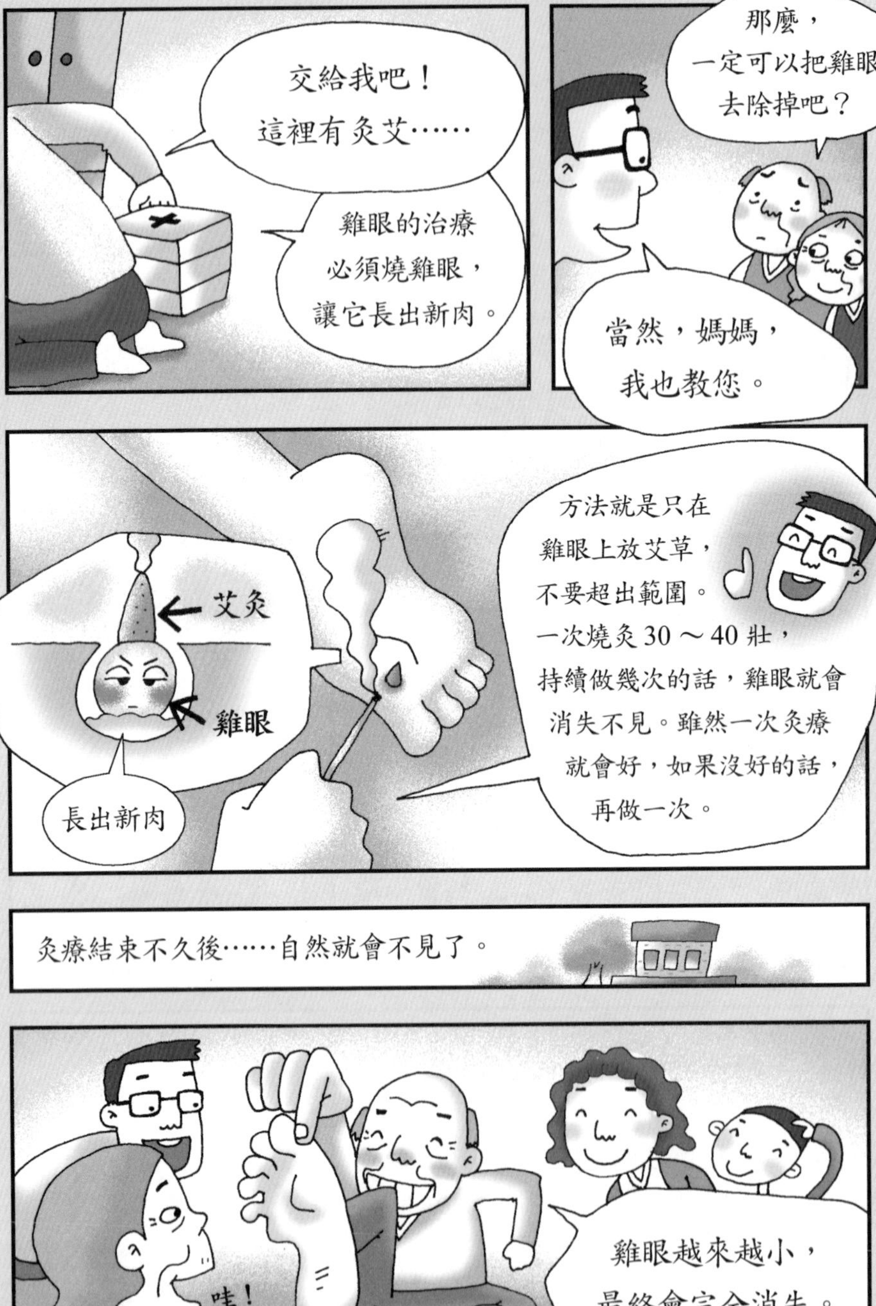

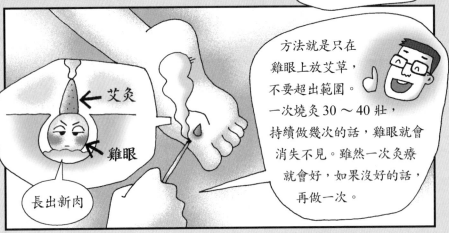

交給我吧！這裡有灸艾……
雞眼的治療必須燒雞眼，讓它長出新肉。
那麼，一定可以把雞眼去除掉吧？
當然，媽媽，我也教您。
艾灸
雞眼
長出新肉
方法就是只在雞眼上放艾草，不要超出範圍。一次燒灸 30 ～ 40 壯，持續做幾次的話，雞眼就會消失不見。雖然一次灸療就會好，如果沒好的話，再做一次。
灸療結束不久後……自然就會不見了。
雞眼越來越小，最終會完全消失。
哇！太神奇了。

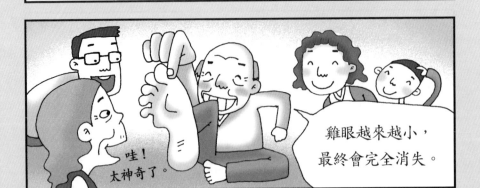

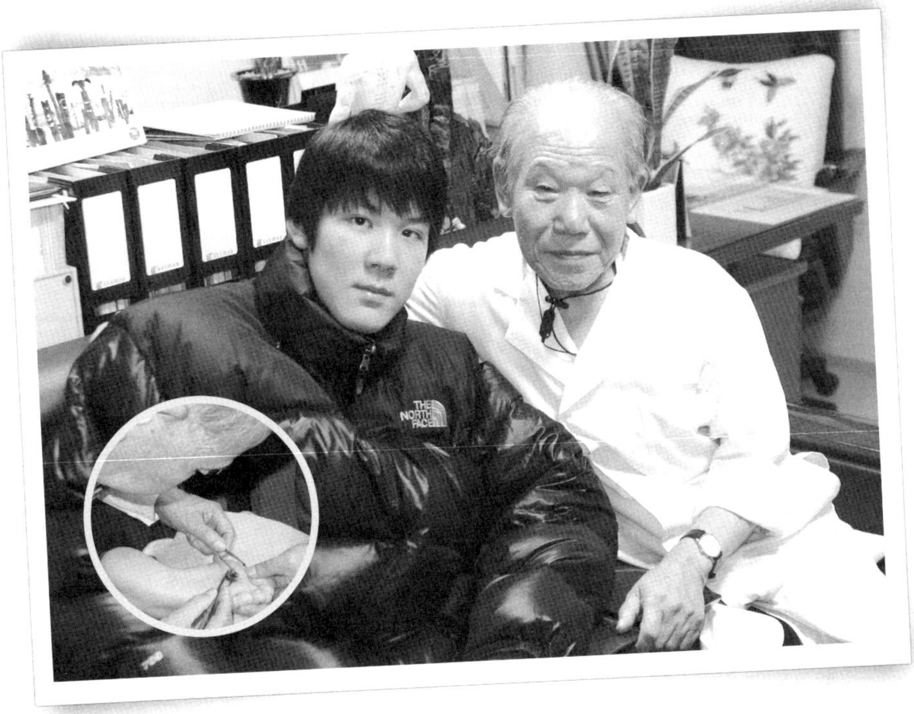

游泳明星朴泰煥選手因為雞眼的原因來診。
雞眼用灸療可以簡單地加以治療，且沒有後遺症。

7 尋找疾病的根源

一九八五年夏天，首爾東大門。經營運動用品製造業的L社長扭曲著臉走進針灸院。他雖然骨架很大，但是身上沒有多少肉，他大概是六十五歲左右，但看起來比實際年齡老很多。和他一起來的夫人攙扶著他坐上診療台，才一坐下就對我說他的頭痛得要命。

「我在我們國家最好的醫院住了兩個星期，都沒能診斷出病因。用各種先進的儀器仔細檢查頭部，卻始終說無法找到頭痛的病源。現在吃止痛藥也已經沒有用了。」

我以非常惋惜的心情問他：

「那最終是被醫院趕出來的嗎？」

「也可以那麼說吧。醫生不知道病根，只是一直搖頭。頭痛的話就只能給我開止痛藥，所以我也不需要再待在醫院了。」

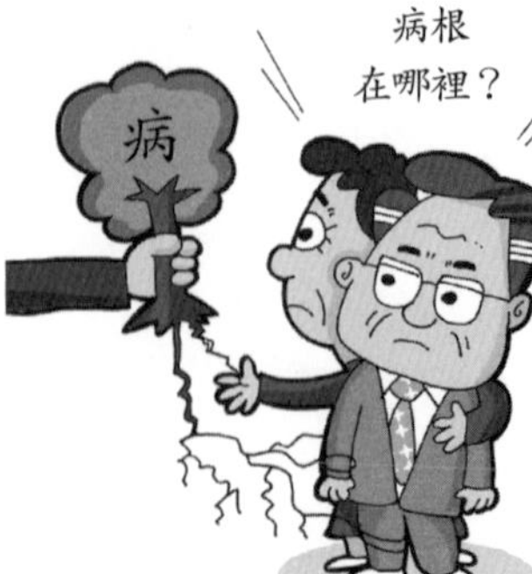

我讓患者躺在診療台後，仔細地看了一下他的臉和手腳。

「頭痛的病根究竟在哪裡？在醫院接受過檢查，那應該不會是在頭部……。究竟是從哪一個臟腑而來的症狀呢？」

仔細觀察他的皮膚，呈現十分乾燥、沒有潤澤的現象。肺主皮毛，皮膚是由肺掌管，是不是肺出現異常，所以皮膚才會變得粗糙呢？爲了確認，我把雙手放在患者胸口，他的胸部兩側失去均衡，一側明顯沉了下去。爲了確診，我開始診脈，發現他的脈象很淺且浮起，是浮脈。我在他右手腕的寸口上找到似乎快要彈出去似的弦脈。很明顯，他的肺出了問題。

「以前肺是不是得過病啊？」

我把手抽離他的胸口，他眨了一會眼睛，反問我說，那是發生在很久以前的事了，我怎麼會知道？我開玩笑說，我是誰？如果針灸師連這個都不知道的話，怎麼能給別人看病呢？我接著取出針筒。

首先，爲了整體氣的均衡，我在他雙腿的三里穴、兩臂的曲池穴、胸部和腹部中央的中脘穴上入針。然後我開始尋找能夠調理肺病的穴位。心的氣抑制肺，爲了調理心氣，我在他胸部的巨闕穴上入針。特別在他下腹部的氣海穴和關元穴上施灸，藉以滋補元氣。一些時間後把針拔出，讓他翻過來俯臥，在供給肺以精力的肺俞穴和腎的精力流淌的腎俞穴上針療和施灸，在腎俞穴上針灸是因爲肺和腎彼此是互助關係。

在背部留針的時候，L社長趴著睡著了。拔針的時候，我問他：「頭還痛嗎？」他搖著頭說：「咦？頭痛眞的完全消失了。」在治療影響肺的穴位後，頭痛消失了，那麼百分之百可以證明頭痛的根源是因肺引起的。

「明天立刻去醫院檢查肺吧！」

L社長不想去醫院，說去了還是聽一樣的話。但我判斷他的病情絕對不輕，所以還是說服他去醫院再次檢查。

過了一個星期，L社長還是沒有任何消息。又過了一個星期，還是沒有消息。我希望沒有消息就是個好消息。

過了一個月後，L社長的夫人獨自來到了針灸院。我急切地希望能夠從她口中聽到好消息。

「他到醫院檢查出了肺癌，確診後一個星期就過世了。」

夫人長長地嘆了口氣：

「我是來感謝您的，若不是您的話，他差點連是因爲什麼病過世的都不知道就……」

夫人再也說不下去，只是擦著眼淚說：「如果早點知道針灸院比醫院治療得更好的話，就會來針灸院接受治療，也許他就不會過世了。」

8 鎮痛也是針灸第一

疼痛的人通常都會顯示出疼痛的。曾有好幾次我一看到用手捂著下巴走進診療室的患者，就會問他們：「是因爲牙痛來治療的吧？」這些病患也很好奇地問我：「您是怎麼知道的？」大概是因爲太疼了，連自己的手捂住牙痛的部位都不知道。

任何人在感到疼痛的時候，都會先用手去摸疼痛的部位。肚子痛就把手放在肚子上，頭痛時手也會放在頭上。人的身體是非常完美的全自動機器，我們的身體內擁有任何尖端技術也無法製造的自動控制裝置。把手送到疼痛部位也是自動裝置的功能。爲什麼手會伸到疼痛的部位？因爲疼痛和手是有某種關聯性的。

針灸醫學認爲疼痛的原因（不是傷口造成的時候）大致可分爲兩種：一是熱氣，另一個是寒氣。氣血流淌的經絡和脈絡產生熱氣，如果熱氣無法流到其他地方，它們就會凝結在一起，

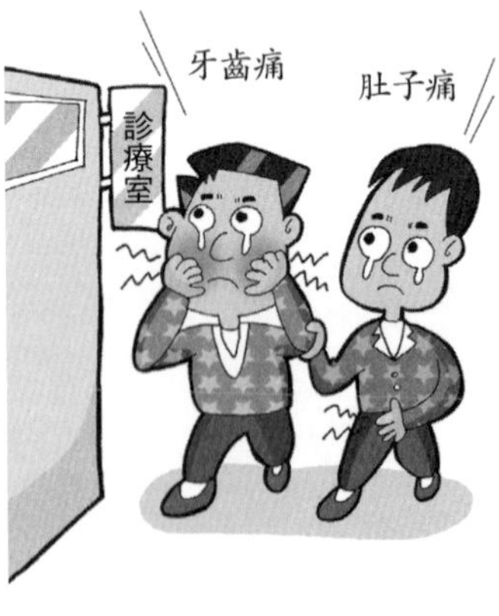

人體因而產生疼痛。經絡和脈絡因寒氣收縮，氣和血無法流過也會產生疼痛。所以人體的自動裝置在因熱氣出現疼痛時，不會把手送到疼痛部位，但是因寒氣出現疼痛時，我們會忍不住用手捂住，或揉搓疼痛部位，使之盡量變暖，減輕疼痛。

像關節炎等因熱氣產生的疼痛，讓疼痛部位降溫就可減輕疼痛。而像神經痛或壓痛等因寒氣產生的疼痛，讓疼痛部位溫暖就可減輕疼痛。過去肚子痛的時候，我們通常會把肚子貼近暖炕或加熱熨斗，讓肚子溫暖，疼痛就會消失。而因熱氣匯聚，導致頭痛時，我們會用冰毛巾或冰袋敷額頭，熱氣就會下降，頭痛也會獲得緩解，這些都是一樣的道理。

因熱氣或寒氣導致的疼痛，針和灸是緩解疼痛的最佳方法。因寒氣導致血液無法循環，繼而引發疼痛，此時只要用手指壓按，血液就可循環暢通，頭痛也能獲致緩解。可見用針和灸來調節氣血的流動，在治療疾病上是最好的方法。因寒氣引發的疼痛可用針讓血液獲得疏通，或者用灸加熱氣血流動的通道來緩解疼痛。而若是因熱氣引發的疼痛，可以用針來消除熱氣，或用灸的熱來調節熱氣，緩解疼痛。

「頭痛、牙痛、生理痛，請用◎◎◎」

在候診室等待的K，看到電視上播放的止痛藥廣告後好像回嘴般說道：

「眞的那麼有用的話，我還需要來這裡嗎？」

五十多歲的K是公司職員，他因頭痛欲裂來找我。他從一大早就開始頭痛，吃了止痛藥後出了門。藥效還存在的時候沒問題，但藥效一過，頭又開始痛起來了。

「頭痛也有很多種，您的頭哪個部位痛啊？」

「這邊，這裡痛……」

K指了一下頭部的右側面。偏頭痛有時會因膽結石而引起，頭右側面流有膽的經絡——足少陽膽經，膽的正氣不足或者邪氣過多，都會對膽經絡造成影響。所以如果有偏頭痛的話，必須得確認有沒有膽結石。

頭痛並不是只以「頭痛」二字就能表現出所有症狀。例如前頭痛的原因通常是感冒所引起；而在前頭部中，眉頭疼痛的眉稜骨頭痛是由胃而來。這是因爲臟腑的經絡如此經過所致。感冒的時候，除了頭痛之外，還會呈現消化不良的症狀，這是因爲肺的經絡——手太陰肺經是從胃的部位開始所致。諸如此類較遠臟腑的疾病經由頭痛呈現的原因，正是因爲人體氣血的道路，即經絡的作用所致。

在發生消化不良、胃痙攣時，會伴隨眼睛無法張開的頭痛；後頭痛的原因是起源自膀胱；

而後頭痛中的頭頂部疼痛根源是腎。此外，頭內的腦髓似乎會搖晃的頭痛則源自於心的虛弱。

針療是最好的鎮痛方法。只要準確找到位置後入針，疼痛會完全消失。治療頭痛最有效的穴位是合谷穴，對任何頭痛都有很好的止痛作用。合谷穴位於手背的拇指與食指之間，把手指張開後如虎口凹下去的部位。

無論患者的病因是頭痛還是牙痛，只要是脖子以上出現疼痛，我首先就會在合谷穴上入針，爲患者止痛。在合谷穴上入針，頭痛患者原本扭曲的臉一下就會平復，牙痛患者原本捂住下巴的手也會自動垂下來。

合谷穴眞是如同寶藏一樣的穴位。它是大腸原氣流入、匯聚的部位，使清氣上升，濁氣下沉，能完全消除脖子、頭部、臉部的疼痛，所以也是針麻醉的最佳穴位。另外，合谷穴可完全緩解脖子上方發生的疼痛，因此牙齒、耳朵、鼻子、脖子的疼痛也能輕易解決。一般而言，兩側都疼痛時，會同時在兩側合谷穴入針，只有一側疼痛時，在疼痛部位相反側的合谷穴入針。所以頭痛、牙痛時不用去找止痛藥，直接在合谷穴上入針即可。

K的疼痛症狀出現在右側頭部，所以我在左側合谷穴上入針。大概過了五分鐘左右，我在別的診療台看到他原本扭曲的臉已經舒展開來。K之前痛苦的表情已經完全消失了。我建議他去醫院檢查一下。

「偏頭痛的症狀很有可能是因膽結石引起的，您還是去醫院檢查一下有沒有膽結石吧！如果有的話，確認一下現在是什麼程度。我現在雖然用針療暫時壓住了疼痛，但如果不治療引起頭痛的根源，頭痛還是會復發的。」

「有那麼嚴重？還要去醫院啊？」

他非常驚慌地問我。他好像沒聽懂我的意思。這種時刻會讓我覺得說話眞難，因爲很難用幾句話傳達我的本意。我讓他去醫院檢查的意思是讓他徹底了解自己的病症，然後接受治療。

「我雖然很清楚您的病症，但身爲患者的您對自己的病並不了解。患病時間長的疾病需要長時間的治療，患者本人不了解自己的疾病的話，怎麼能夠長時間接受治療呢？醫院的醫療設備能夠讓您用眼睛確認自己的病情，所以您必須去醫院。」

一個星期後，K先生再次來找我，他說剛從醫院確認了檢查結果，是膽結石。

「是您診斷出我的病，由您來給我醫治吧！您一眼就能診斷出我的病，治療起來也應該沒有問題吧？」

頭痛雖可以靠一個合谷穴就能止痛，但頭痛都是有根本的，必須治療根本才行。例如因感

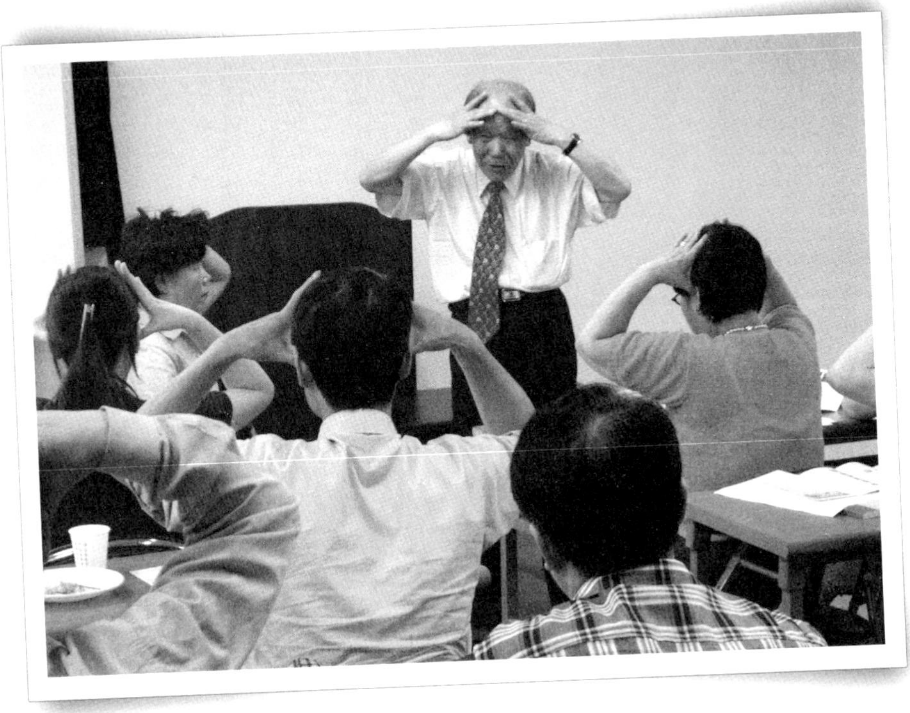

教導學生尋找穴位「百會」的要領。

冒引發的頭痛根本在肺，那就必須調理肺。所以必須將背部的肺俞穴和風門穴當作主穴入針，因為肺俞穴是肺氣流入的穴位；而感冒是由於風邪侵入肺部所引發，想清理風邪、降熱的話，就必須在風門穴入針。此外還必須配合在腹部肺的經絡開始處的中脘穴入針。

眉頭疼痛，即眉稜骨頭痛的根本是胃，就必須在胃氣下通的內庭穴入針。胃痙攣嚴重的時候，比起腳背上的內庭穴，在更有力拉下胃氣的裡內庭穴入針，胃痙攣可獲得緩解。

偏頭痛一定得治療由側頭部流淌的膽的經絡。此時可選擇膽的原氣匯留的丘墟穴（位於外側腳踝骨前端）、下沉膽的氣和疏通膽經絡的臨泣穴（位於腳背外側）為治療點。再配合治療在膽的經脈——足少陽膽經臉部神經開始處的完骨穴（位於後耳下側），鎮痛效果極高。

如果是頭的後方疼痛，任何止痛藥都很難奏效，除了用針治療之外，別無他法。很多人都擔心後頭痛會引起血壓升高，其實沒有必要太過擔心。血壓高不是病，只是症狀。只要把血壓升高的根本原因治好，血壓就會降下去，頭痛症狀當然也會隨之消失。

後頭痛的根本原因在於膀胱，這時首先要選擇下腹部膀胱之氣匯聚的中極穴，然後依據五行論中相生關係的金生水原理，選擇大腸（大腸屬金）之氣匯聚的天樞穴（位於肚臍兩側）進行針療。同時，要配合後頭骨下側中央的天柱穴、風池穴（因風邪引起頭部痙攣的治療穴位），以及外腳踝後側的崑崙穴和外腳踝下方的申脈穴來進行治療。

如果是頭上部痛，多因腎虛所致。這時只需針對位於頭頂後側的百會穴（五種經絡、各種精力匯聚之處）進行治療就足夠了。但是，要想徹底治療根本，需要配合治療位於背部、腎氣流入的腎俞穴和位於內腳踝後方、滋補腎氣的復溜穴。

頭痛時，猶如顱內腦髓搖晃的話，是心虛弱所致，必須補心。因爲心臟是生命活動的中心，可使用滋補全身的無極保養灸，如此頭痛會自然消失。

我用針來止痛，人們會在不知不覺之中入睡，這正是針的威力。在那當下，針灸所能顯現的最大效能就是鎮痛。患者止痛並睜開眼睛後，都會覺得十分神奇。

針灸的鎮痛效果是相當久遠的醫療經驗，雖然還不能用現代醫學要求的科學方法充分證明，但其中的秘密正被揭開之中。

出現疼痛並不是一定就不好，有些方面我們還得感謝疼痛。疼痛是身體出現異常的信號，同時也是求助的信號。身體的某一部位出現異常，人體的自動裝置就會爲恢復正常而努力。在這個過程中，如果筋肉持續收縮，導致血液無法順利循環，就會產生傳達疼痛的物質，從而刺激傳達神經的末梢，發生疼痛。總而言之，疼痛是人體出現異常時的警告裝置，如果沒有疼痛，就無法得知人體出現異常。

針灸正是在面對這種求救信號時，能夠立即出動，並增進血液循環、促進鎮痛物質的分泌，使疼痛緩解的急救方法。此外，針灸還能幫助血液流動，不只是臨時緩解疼痛，它還可以調節整個身體的均衡，最終使人恢復正常。除了針灸以外，這麼簡單、快速、無副作用、還花不了多少錢的醫術要上哪裡去找？

【第二章】

一眼看穿疾病的針灸師

疾病是因人體的均衡坍塌所致。

因此失衡的徵兆或痕跡一定會在身體的某個部位顯現出來。

醫者就是從這樣的徵兆或痕跡中讀出疾病的。

9 疾病必留痕跡在身上

「我是被一個醫生朋友硬推過來的。」

企業家J如此說明了來我這裡的緣由。我原以爲是我熟悉的醫生，於是問了一下，結果是我沒聽說過的名字。

「眞是一位有良心的醫生啊！」

他好像沒能理解我的話，只是尷尬地笑了一下。我的意思是醫生把患者送到針灸診所，說明醫生非常坦誠地承認了自己已經是別無他法了。現在很多醫生認爲，針灸只是一個扭傷時才能派上用場的低級醫術，只能起到物理治療水準的作用。在這樣的氛圍下，醫生向患者推薦一個與自己毫無關聯的針灸師，確實很意外。

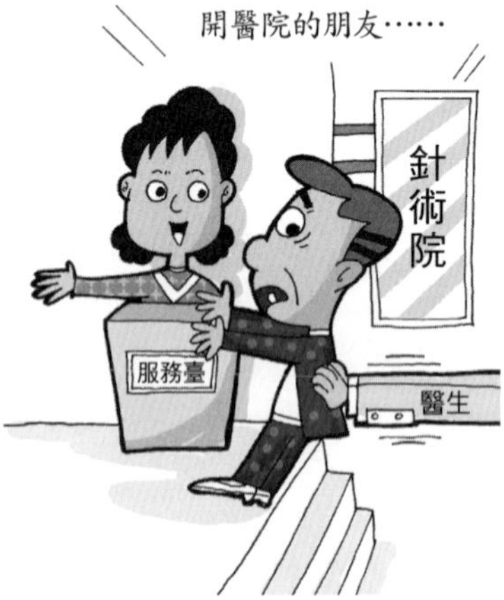

J告訴我，那個醫生是自己的朋友，也是首爾某醫院最好的神經科醫生，然後向我透露了

事情的詳細經過。

「怎麼說呢？那個朋友幫我做了各種檢查後，對我說沒有任何異常。我眞的快瘋了，我的頭痛得要命，卻說沒有任何異常，這像話嗎？

「所以我就向那位醫生朋友抗議，怎麼會有這種事情？我從很久以前就偶爾會犯頭痛，只要開始頭痛，程度就非常嚴重。可是預約日子後，去做了綜合健康檢查，結論是沒有異常之處。頭痛的時候，又說再做檢查，後來又重覆檢查了一遍，結果仍然沒有查出任何異常……這到底是怎麼回事？

「我又向他抗議，他想了好一陣子之後，把我叫到一個沒有任何人的地方，跟我說有一間赫赫有名的針灸院，要不要去那裡看看？眞是的！我大叫，沒頭沒腦的，針灸？什麼針灸啊？您知道那個朋友向我說了什麼？」

J大概是察覺到自己太大聲了，於是降低音量繼續說道：

「我聽到他跟我說奇怪的話，不自覺地大聲起來，於是他要我小聲一點，說道：因爲我跟你夠熟，所以才跟你說的。我們之間如果不是這種關係，我怎麼能跟你說，哎呀！我不管了，你去針灸院治病吧！他還對我說趁這個機會把身上的病給全部治一下，把我推出醫院，所以我

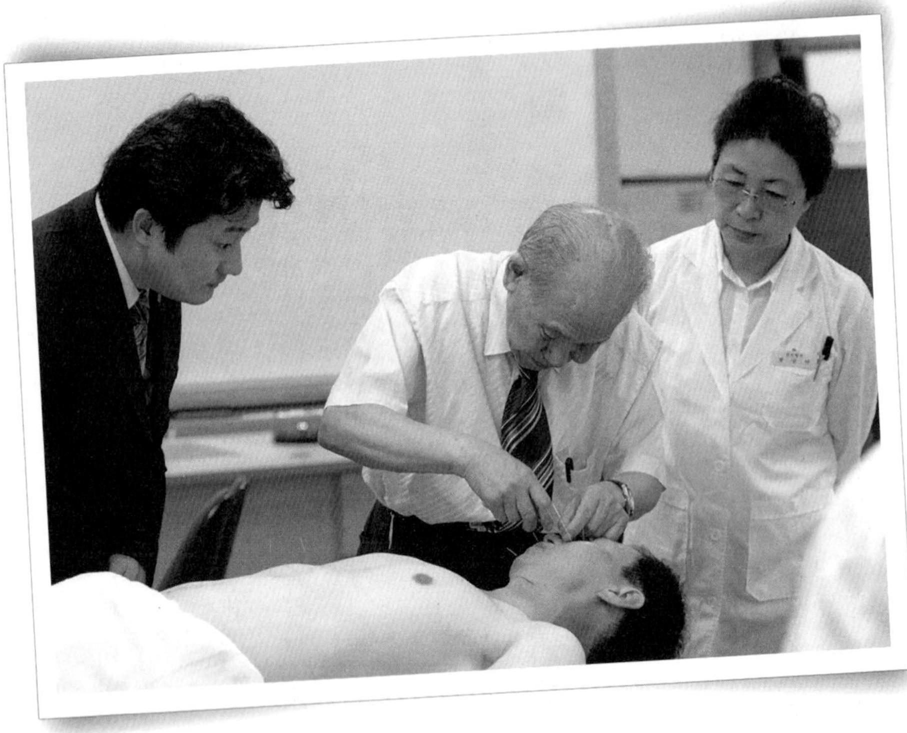

MBC李相浩記者觀看針療的場面。
李記者直接學習民族醫學──針灸學，經由採訪傳播出去。

才來了這裡。」

我對J的那位醫生朋友感到非常好奇。那位醫生怎麼認識我的？我和他沒見過面，那可能是在報紙或雜誌上看到了我的報導吧？可是他到底是對於針灸有怎樣的信心，怎麼會把J送到我這裡來呢？也許根本不是因爲對針灸有信心。也許是那位醫生沒能從病患身上找到異常之處，研判根本沒有什麼特別的疾病，心裡沒有太大的負擔，於是把J送到我這裡來也未可知。

我讓J脫掉外衣，並且躺在診療台上。那一瞬間我就看出了J的病，我直接診脈，並問他：

「左耳後側有沒有痛過啊？一定有過，你好好回想一下。」

在他還在回想的時候，我又開口問他：

「嘴巴以前發生過痙攣吧？往左邊稍微歪斜？」

躺在診療台上看著天花板的J突然轉過身來看著我。

「啊！您怎麼會知道這些事情？那是很久以前發生的事情了。」

他患的病是中風，曾經經歷一次很輕微的中風，連自己可能都感覺不到，但分明是中風。從我的眼睛裡能看出他的身體左側比右側無力，所以身體的均衡已經被破壞了。一般人用肉眼無法看出其輕微差異，患者本人也無法察覺，但如果進行精密檢查的話，一定能查得出來。聽完我的說明後，J自己也回答說身體的一邊曾經有過奇怪的感覺。

治療結束後，他的頭痛已經完全消除了，覺得非常高興。我囑咐他：

「以後一定要好好管理身體，管理不當會再次發生中風，第二次中風會非常危險，可能會引發半身不遂，第三次中風的話可能連大小便都無法自理了。」

大驚失色的患者一下子抓住我的手，說：

「連醫院無法查出的疾病，您都能診斷出來，從現在開始，我的命就全交給您了，請您一定要治好我的病啊！」

知道了自己的病名，也知道了治療方法後，J非常高興地走出診療室，剛要走出門口時，他突然回過頭來問我：

「為什麼我的那位朋友，甚至醫院都沒能查出我的病，您卻一眼就看出來了呢？」

正如J所說的，醫院是無法檢查出經歷過一次中風的事實的。即便用最尖端的裝備掃遍全身內部的每一個角落，還是找不出J頭痛的原因，也找不到經歷一次中風的痕跡。

相反地，我在一瞬間就看出J的病，依靠的不是最新的診斷設備，而是靠醫術者的感覺。

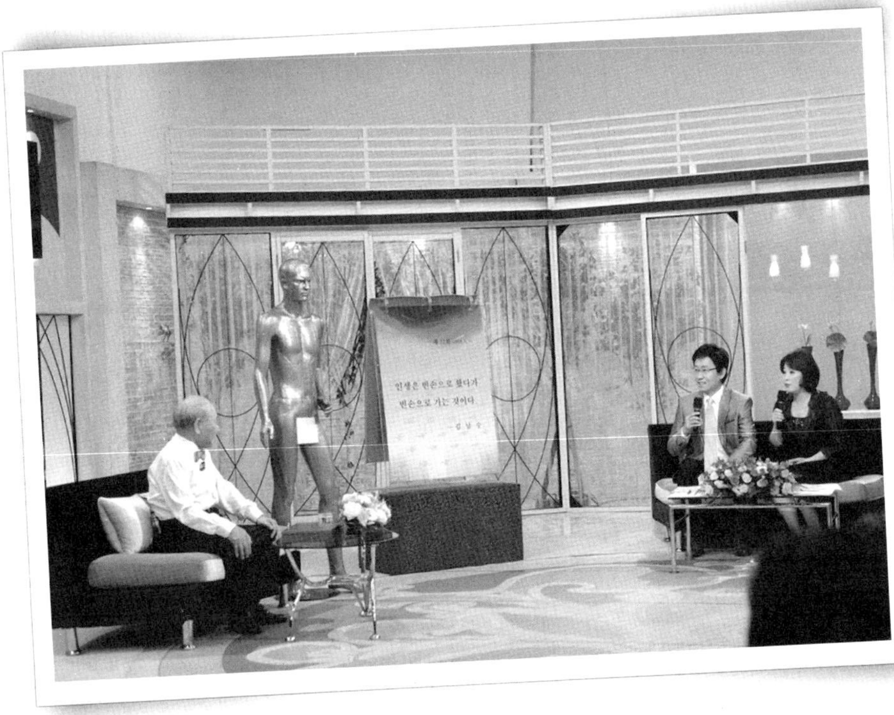

KBS TV〈大家早安〉出演場面

再怎麼尖端的機器也有無法跟人比擬的地方。

我一眼就能看出輕微經歷過一次中風的人，因爲中風是身體的一半出現故障的疾病，所以即使是非常輕微的中風，也會使人體的一半變得無力。

只要知道這個道理，注意觀察，再小的差異也能夠看得出來。例如：額頭上一半的皺紋可能會下垂一點；一隻眼睛可能會睜得比另一隻小，或者可能會無法完全閉上；說話或嚼東西的時候，嘴巴會很輕微地歪到一側；臉或身體的一半可能會感覺比另一半遲鈍或更加無力。

如果覺得可疑，但不太確定的話，只需要叫這個人把舌頭伸出嘴巴外面即可，罹患中風的人的舌頭會歪向一側。

在醫院裡做各種檢查都無法發現的疾病，我一眼就能看出來，所以很多人認爲我有特異功能。但任何人只要接受訓練，都可以擁有這種能力。任何人經過訓練、累積經驗後，不需要把儀器伸進身體內，都可以知曉患者得了什麼病。只要做到注視患者（望診）、聽取和聞氣味（聞診）、詢問（問診）、觸摸（切診）等四種診療即可知道患者的疾病。這是因爲我們身體各處都互相連接，彼此給予、接受影響所致。因此身體生長的一根體毛、流的每一滴汗都是有其理由的。

我的一生都在觀察患者的身體和臉色，所以我的眼睛可以看出患者的疾病。我在走路的時候，也能在行人身上看出病來。那個臉色發青的人可能肝出了問題；那個臉色發紅的人心臟可能有問題；呼吸時肩膀上下移動，顯示已經得氣喘很長時間了；手背一側拇指和食指之間的凹陷很深的人，顯示頸骨受傷嚴重正在經受煎熬；後背骨最上方肉鼓出來的人，中風的機率很大，一定要特別小心。

所謂疾病就是因爲均衡被破壞而引起，因此在身體的某處一定會出現均衡即將被破壞的徵兆或痕跡，醫者正是從這些徵兆或痕跡讀出疾病。

可是還有和患者身體顯現的痕跡一樣重要的線索，那就是患者的話語和行動。從患者不經意的話語和習慣性的行動中，不但可以找到能確認疾病的決定性證據，而且還能推斷出發病的過程和第一次出現症狀的時期。

那是二〇〇〇年九月發生在錦山人參慶典期間的事。爲了給民眾進行免費的針灸診療，大規模「灸愛」義工團員到了錦山，錦山郡守和錦山郡保健所所長出來迎接我們並表示感謝之意。在與錦山郡守和保健所所長一起喝茶聊天時，我看出了郡守的病情。

「郡守，您是不是腿疼啊？」

「您怎麼會知道？」

聊天過程中，錦山郡守一直無法控制雙腿，持續改變姿勢，腰部斜靠在椅子扶手上。如果腰部和腿部沒有毛病，就不會這樣了，我爲了確認才問問看。

我在患者來訪時，都會盡量先開玩笑，藉以消除他的緊張感，唯有如此，病患才會說出一些極其細微，但卻非常重要的的細節，有時甚至會說出隱祕的事情。他們會問我各種問題，有時還會透露自己的私生活。

再舉一個例子。對於高血壓患者，只有把握了病因才可以進行完整的治療。所有疾病的病因都很重要，尤其是高血壓。因爲高血壓不是疾病，而是一種症狀。高血壓的起因是五臟出現異常，心臟出現異常時，血壓會升高；肝臟出現毛病時，血壓也會升高；而脾臟出問題，也會引發高血壓；腎臟出現疾患，也可能引發高血壓；但因爲肺臟出現問題，連帶引發高血壓的狀況比較罕見。

所以想治療高血壓，就必須了解臟腑的情況。出現異常的臟腑可由病患的身體和臉色，即經由望診可以得知，但爲了確認望診的病情，一定要經過問診的過程來確認。有些時候，很難僅經由望診獲得決定性的線索。

所以，如果有因爲高血壓來找我治療的患者，我就會問他有沒有糖尿病、心臟病、肝炎等疾病。若有糖尿病，那就是因脾的異常導致了高血壓。若患了心臟疾病，那就是因爲心臟問題導致了高血壓。若罹患肝炎、肝硬化、脂肪肝等肝病的話，那就是肝的異常導致了高血壓。如果腎功能不佳或有疾患，那麼這個病患高血壓的原因就在於腎臟。

人們總是誤會我，認爲我有診斷疾病的祕方，卻不願意說出來。其實，根本沒有什麼祕方。只要熟知流傳下來的醫書中提到的判斷疾病的方法，把這些知識變成自己的東西，再加上臨床經驗，就可以比別人更快、更準確地找出病因。世上無王道，成爲優秀醫者也沒有王道。如果有的話，那就是堅持不失初心，重視根本和原則的意志而已。

10 從嘲笑針灸到「啊！啊！大夫……」

戰爭期間，我在勞務師團醫務隊服務一年半之久，期間有很多患者來找我看病。戰爭結束，我在首爾定居後，人氣始終不減。除了當時沒有幾家針灸診所以外，我決不偷懶、認眞照顧病患，所以人們都很喜歡我。不過，有時也會有一些人找麻煩，甚至鬧出可笑的事情。

戰爭結束之後，百廢待舉，社會非常混亂。那時我主要以出診爲主。每去一個地方，附近的居民都會聚起來找我看病，每次都要待上一整天才能回家。尤其是高麗大學前的祭基洞，只要我出診，都會聚集四、五十個人。有一天，一個中年男子混在人群中，用要讓我聽見的聲音大聲挑釁。

「我倒沒見過拿根針就能治好病的！」

我擡頭一看，原來是一個中年男性在那裡大聲嚷嚷。

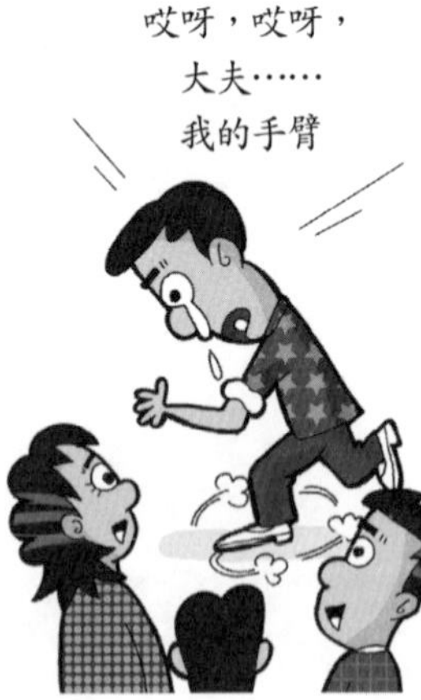

從他的臉色中，我可以看出他正罹患疾病。或許是聽針灸醫生出診的消息後趕來，但是他依然不太相信，但就這樣離開又有些可惜，在拿不定主意之下，最後只能惱羞成怒地扔下這麼一句話。男子好像當場想挑釁的樣子，但我覺得他的內心並非如此，所以裝作沒聽見，也沒回嘴。

「喂，扎針的！如果扎幾根針就能治好病，那這個世界上只怕都沒有生病的人了。」

這完全是挑釁的口氣，但是語調裡並沒有惡意，甚至只是想確認一下我到底能不能治好他的病而已。我看透了這男人的心思，但還是裝作不懂似地笑著問他：

「用針就可以讓你的手動彈不得，那樣的話，你就會相信針灸了嗎？」

男人猶豫了一下後，笑著回答說：

「怎麼會有這樣的事情？要是有那種本事，儘管來試試看吧！」

「眞的嗎？這樣的話手就再也無法使用了，你不會埋怨我吧？」

「廢話，當然了！不過要是做不到，你就是個騙子，我會加十倍奉還的。」

我眞的無處可退了，本來我只是想嚇唬他，跟他說手臂無法動彈也無妨嗎？但是他毫不退縮，我也沒有辦法。突然間，我感受到很多人圍觀時充滿好奇心的視線，於是從針筒裡慢慢地挑出一根針，我讓他看了我手上的針，再次問他：「你真的不會埋怨我吧？」他的眼睛裡閃過一絲緊張，但是說出的話就像潑出去的水，無法挽回了。

我抓住他左臂的手肘外側，他用不安的眼神望著我的手，之後又笑著望了一下周圍的人。我在他手肘外側的曲池穴入針，輕輕轉動，然後看著他的臉。

「哎呀，哎呀！」

他原本想盡量忍住的，但仍從嘴裡發出痛苦的叫聲，我像是施展催眠術一樣對他說：

「唉！現在開始你這手臂沒法使用了。」

那男人疼痛難忍，左手臂眞的動彈不得了。圍觀的人都驚奇得合不上嘴，男人臉色發青，驚慌失措。其實，在曲池穴入針只會感到酸痛，手臂一時無法伸展而已，那男人顯然不知道裡面的玄機。

「現在知道針的厲害了吧？胡亂對待針的話會闖大禍的。」

我想，現在正是向大家講解針灸的最好時機。

「提到針灸，很多人都認爲那只是在扭到腳的時候可以應用的醫術罷了。要不然就相信那是像什麼神仙施展道術一樣，奇妙而又神祕。這些人都不了解針灸。針療雖然是任何人都可以做的，但如果不熟練，只是無用的醫術罷了，所以才叫做針術。

「針和藥不同，針屬於術，藥不屬於術。所以你們聽過針術，可沒聽說過藥術吧？針比藥更優先，所以才會有一針，二灸，三藥的說法。」

話說到一半，我見那男人還抱著自己的左臂，一直用很焦慮的目光望著我。我抓住他的右臂說：「我幫你把手臂解開吧！」聽完我的話後，他立刻把左臂伸出來，但是我沒有在他疼痛的左臂上扎針，而是在他相反側右臂的曲池穴上入針。

「啊！啊！大夫……」

他慢慢伸展自己原本無法伸平的手臂，一邊不停叫著，一邊又不停地向我鞠躬。圍觀的人一起大笑起來。看到一個原本粗魯無禮的男人點頭哈腰、低垂著頭，周圍的人開始紛紛議論起來。

「那男人一定嚇壞了！」

「哇！真是太神奇了。」

「說錯一句話，被醫生給整了一頓！」

事實上，在曲池穴入針並不會讓手臂永遠無法使用，只是如果用力在那個穴位入針的話，手臂會酸痛，感覺像麻痹似的，暫時無法伸展。

即便如此，男人的手臂之所以無法動彈的原因是被催眠的緣故。自己也下意識地認爲「如果是讓我手臂無法動彈的醫生，也一定能治好我的病」，所以手臂才動不了。

一個患病已久、飽受煎熬的男人，只是想確認能不能用針治好自己的病，所以喊出了「喂，你這個騙子啊！」，但是他的心裡其實一直在呼喊著「醫生，請把我的病治好吧！」

事實上，我早就明白了這男人的心思。越是在醫生面前脾氣暴躁的病患，越是想把自己的病治好。只要證明了醫生有治病的能力，他們就會完全相信醫生、追隨醫生。事實上，若是完全不相信醫生和療法的話，患者根本就不會來找醫生了。

這件事情之後，那個村落的人不分晝夜都來找我看病。因爲當時沒有醫院急診室，所以針灸醫師也必須照顧急診病患。即使是深夜，只要有病患發生，我就必須得趕過去，所以我看過很多死人，經常感覺不安。我沒有辦法照顧家裡，如果不是以病人爲第一優先的信念，我可能早就放棄進行針灸治療了。

在這期間，我從患者身上學到很多東西。患者就是我的老師，醫術因爲有患者才被需要，而因爲有患者，醫術才得以發展。

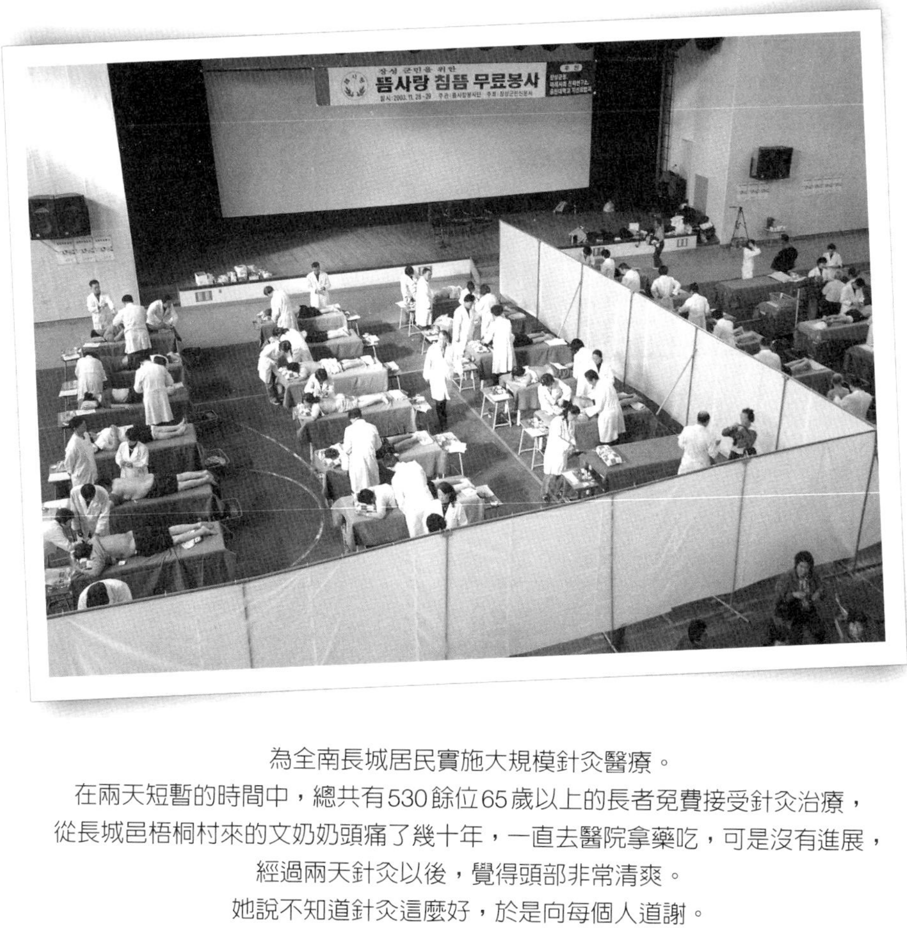

為全南長城居民實施大規模針灸醫療。
在兩天短暫的時間中，總共有530餘位65歲以上的長者免費接受針灸治療，
從長城邑梧桐村來的文奶奶頭痛了幾十年，一直去醫院拿藥吃，可是沒有進展，
經過兩天針灸以後，覺得頭部非常清爽。
她說不知道針灸這麼好，於是向每個人道謝。
第一天接受治療以後回家的老人們第二天又帶著其他老人前來。

在祭基洞出診期間，我經常會碰見患有視覺障礙的金先生。金先生對我而言，是一位非常特別的老師。他已年過五十，因青光眼漸漸成了盲人。金先生起初幾次只是過來靜靜地坐著「聽」我爲病人診病。但是有一天，他非常小心地問我：「我這樣的人也有可能治好嗎？」

「剛開始時，東西好像被一層霧包起來一樣，看電燈的時候，會出現彩虹，之後就漸漸什麼也看不見了。我想知道我這樣的病是不是永遠治不好了？」

如果是這種症狀，我判斷他應該是得了慢性青光眼，所以才漸漸失去了視力。我告訴金先生曾經在幾本醫書中讀過青光眼獲得治療的案例，但必需經過長時間的灸療，勸他接受治療。

從那天起，金先生和我開始了灸療，爲了增加療效，我配合了針治。後來，我有了一個驚人的發現。

有一天，我在金先生腳背上的太衝穴上入針，金先生說能隱約看到藍色。支配眼睛的臟器是肝，所以我爲了助肝，在肝臟原氣滯留之處——太衝穴上入針。我心想如果在肝經（足厥陰肝經）的原穴——太衝穴上入針，能顯現藍色的話，那麼沿著經穴有關的五臟之色也應該能呈現。所以我在心經（手少陰心經）的原穴——神門穴上入針，然後問他有沒有看到紅色。

「是，我看到了紅色。」

他用略帶興奮的語氣回答道。

我迅速地在連接五臟的各經絡原穴上入針。在肺經（手太陰肺經）的原穴——太淵穴上入針時，金先生說看到了白色，在脾經（足太陰脾經）的原穴——太白穴上入針時，金先生回答看到了黃色。但是，當我扎完腎經（足少陰腎經）的原穴——太谿穴後，問他看到什麼顏色，他回答道：

「啊！什麼顏色都看不到了。」

曾經充滿期待的聲音一下子黯淡了下來。

「在針灸醫學中，腎爲黑色。因爲您眼睛看不見，世界都是黑色的，那怎麼會又出現黑色？」

聽了我略帶玩笑的說明，他才緩緩露出微笑。

經由金先生，我學到了經穴確實存在，而且經絡與其具有連帶關係的事實。雖然還沒能以科學方式來完全證明，但不代表它們的關係不存在。我學習針灸數十年，經由這次的治療再次學到了經絡和經穴連接人體各處的事實。

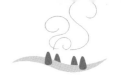

11 看到了病，看到了針位

一九六九年秋天，首爾後岩洞，貴金屬界的巨頭——K病倒了。戰爭時，隻身南下的K是一白手成家的人物，因爲平時對周圍的人十分厚道、慷慨，得知他病倒的消息後，受過他恩惠的五百多名後輩商人們到處尋訪名醫和特效藥，我就是這樣在他病倒的當天晚上，被叫到K的家裡。

和急忙把我帶去的人一起到達他家的時候已經是深夜了，他的家屬十分焦急地引導我到K躺著的房間。但是我在房間門口停下腳步，有人把房門打開，我沒有立刻進去，而是站在門口望著房間裡的K。

房間非常優雅、乾淨，擺設的家具和裝飾品看起來也很高尚。我耐心地觀看躺在房裡的K，只見他已經失去了意識，卻一直在打嗝。比起快要接近花甲的K，看起來十分年輕的夫人

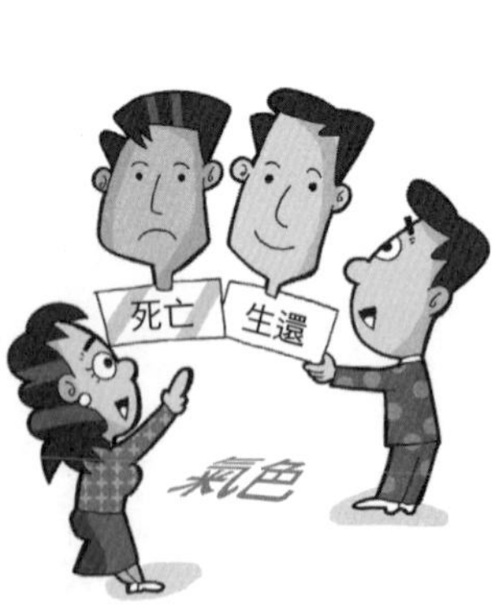

正坐在旁邊，看見我以後立即起身。她看我一直站在房間門口沒有進去，表情突然變得十分陰暗，並問我：

「有什麼問題嗎？爲什麼不進來呢？」

「不，不是的。來得太急了，想先喘口氣後再進去。患者雖然已經失去了意識，但依然可以感覺到周圍的動態。所以，把呼吸和脈象調整穩定以後再接近患者比較好，這樣也可以更加準確地診斷患者的病情。」

夫人點了點頭後，退到一旁。我雖然沒有告訴夫人，但其實當時我是想確認患者得的是不是絕症。

在稍微遠一點的距離，能清楚看見患者的臉色，而且可以更加準確地觀察出病患的臉上是否有光澤。臉色可顯示患者的狀態，亦即可看出患者的嚴重程度，是非常重要的診病參考。

關於臉色，《黃帝內經》的〈素問——五臟生成篇〉中是這麼寫的：

「色見青如草茲者死，黃如枳實者死，黑如尙炱者死，赤如衃血者死，白如枯骨者死，此五色之見死也。青如翠羽者生，赤如雞冠者生，黃如蟹腹者生，白如豕膏者生，黑如烏羽者生，此五色之見生也。」

無論如何，臉上沒有光澤說明病情非常嚴重，基本上沒有挽救的可能。從古至今，名醫都能知道將死之病，而且醫者不是神仙，既然患者命已將盡，雖然惋惜但也無能爲力。我看到患者已經失去意識，但還一直在打嗝，可以判斷出這不是簡單的病症。過去曾有言，即便是健康之人，只要持續打嗝三天，必死無疑。K的臉色十分憔悴、蒼白、發青，幾乎沒有任何光澤。

「對於患者爲何病倒，有沒有可懷疑的病因呢？」我問夫人。夫人說，事情來得太突然，自己也不太清楚。平時K血壓偏高，但還算非常健康，也沒有發生足以導致他血壓上升、病倒的事情。

我進入了房間。經由門外的望診，我確定這是因爲陰血枯竭所造成的。臉色近乎死色，嘴巴張開，持續打嗝，應該是能確定了。我走近病患身邊，摸了一下患者的手腳，和我估計的一樣，手臂和腿無力地張開，且非常冰涼。是的！他倒下的原因一定是早晨發生了什麼事所引起的。我再次詢問夫人：

「患者倒下之前，就是今天早晨沒有什麼異常的事情發生嗎？」

夫人想了一下後搖了搖頭，她好像沒有完全理解我問的問題。我診了病患的脈，讓其他人都出去，只讓夫人留下來。

親朋好友都出去以後，我又給患者診了一下脈，患者的氣口脈十分慢、十分弱，顯示腎臟功能的左側尺脈十分弱。和望診的結果一樣，腎的陰血枯竭，精氣耗盡。我這次直截了當地問夫人：

「早晨是不是房事過度了？」

夫人稍微發愣後，臉立刻略微發紅。我把患者的被子推到了腿部以上，用手敲了一下腿前側的小腿骨，發出的聲音好像在敲石灰洞窟裡的空心石頭一樣。

「聽見了吧？房事過頭，精液耗盡，敲小腿骨的時候就會發出這種聲音。這個小腿骨裡面是積聚陰精的地方。」

夫人感到十分驚訝，她不解地問：

「那麼，是因爲房事病倒的嗎？」

「是的，這幾天患者的脾氣應該很暴躁，也表現出了很強烈的性慾，對吧？」

夫人只是點了點頭。

「人們往往因爲不了解陰虛火動的症狀，所以會遭到這樣的不幸。陰虛火動會出現胸悶、四肢無法控制、臉頰發紅、口乾、口渴、容易發火、性慾變強等症狀。陰精不足導致虛火，換句話說，虛火旺盛導致了陰虛火旺。但是，本人不知道是虛火，過度貪圖性慾最終鑄成了大錯。老人如果不知分辨，性慾過強，則離死期不遠。您聽說過『腹上死』吧？男人在行房事的途中突然死去，也是因爲陰太虛、虛火旺盛、貪慾而導致的後果。」

夫人聽完我的說明後低下頭、哭了起來。她擦著眼淚向我說明了早晨發生的事情。早晨K一直希望能和夫人行房，但是夫人一直推託，進入廁所待了一會。沒想到出來後丈夫竟對她說：「沒辦法，我自己解決了。」並用非常埋怨的目光望著夫人。當時夫人有點內疚，所以就一笑而過了。但萬萬沒有想到會成現在這樣，她說現在回想起來太難過了，當時要是答應丈夫的要求就好了。

我安慰夫人說，幸虧她當時沒有答應K的要求，才避免了一場「腹上死」的悲劇。夫人淚眼汪汪地望著我，向我哀求：

「到現在爲止，來過的所有醫生和中醫師都沒能像您這樣看病看得這麼準確的，只有您才能救他，拜託您了，請您不要離開他的身邊，一定要救活他啊！」

我建議先讓患者的打嗝停下來。只要讓胸部和腹部之間橫膈膜發生的痙攣獲得緩解，以患

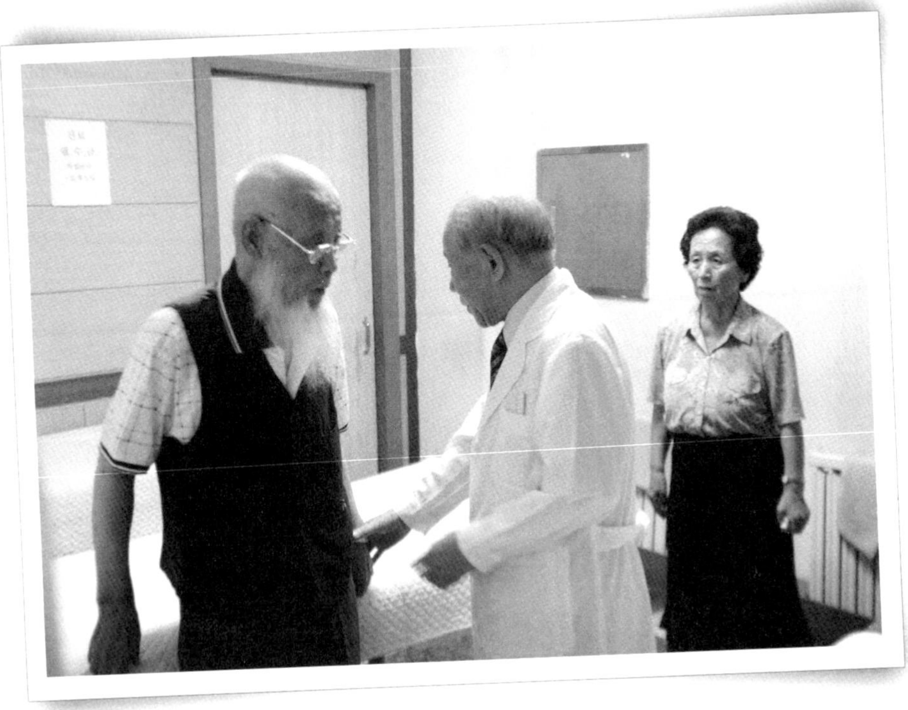

住在中國延邊的胃病患者在看了電視後來訪。
這個八十出頭的老人接受我這個九十幾歲的老人治療。
他非常羨慕我用針灸維持的健康狀況。

者的立場而言，就能減輕極大的負擔。

打嗝會阻礙吸氣，也會發出像患肺病時一樣的又細又高的聲音，所以需要把聲音調整到原來的狀態。主管這一功能的臟腑是肺，所以需要治療肺經（手太陰肺經）。我在拇指指甲根部側邊的少商穴、發生痙攣的橫膈膜附近的巨闕穴和背上的至陽穴上做了針灸治療。

入完針後，我仔細觀察著患者的呼吸，等待他停止打嗝。夫人也默默地看著患者。房間裡只聽到患者的打嗝聲，時間過得很慢，大概過了十分鐘，打嗝次數逐漸減少，聲音也越來越小了。

「出現效果了！」

我在心裡喊道。入針大概過了二十五分鐘後，打嗝完全停住了。打嗝聲一消失，夫人大概是覺得很奇怪，睜大眼睛看著我。然後轉頭看了患者好一會。她突然抓住我的手臂對我說：

「您不能離開這個房子了，不管我丈夫能否治好，您都得在他身邊。我要一直這麼抓住您，我不會讓您走的。」

我還沒有回過神來，夫人就把外面的人叫了進來。

「你們看，就是這位醫生用針把打嗝給停住了。前前後後請來了這麼多醫生、中醫師，只有這位醫生準確地找出了病因，並把打嗝給止住了，我要把一切都交給這位醫生。」

我被夫人抓住手臂，無法動彈。夫人看我有些難堪，就對我說，如果很困難的話，不用我醫治，就在旁邊看著就可以了。

三天後，患者終於醒了，我也可以走出那個家了。患者可以那麼快醒來是十分罕見的。那是所有人一起動用所有可行方法的結果，但最重要的還是正確把握了病因。

患者平時也因過度行房，導致腎精枯竭、腎陰發虛。陰弱無法抑制住陽，腎的陽氣上升，導致性慾旺盛，造成了陰虛火旺。但最後陽氣也耗盡了，最終陰陽全部枯竭，人也倒了下去。在知道了病因是陰陽耗盡之後，那就要盡全力來補陰補陽，最終才能收穫意想不到的功效。

所有的病都有病根，所以找出病根是首要的任務。樹葉枯萎時，與其給樹葉澆水，不如給樹根澆水更加明智。尋找病根和給樹根澆水是一樣的道理。

12 對於女人而言，子宮就是生命

第一次是因爲腰痛的問題。通過熟人介紹來找我的L教授是位四十多歲的女性，她一直有腰痛的毛病。她擔心是椎間盤突出，所以到醫院查了一下，結果只得到沒有任何異常的診斷。「沒有罹患椎間盤突出是萬幸，但是我經常會腰痛，腰痛的時候會抽痛、酸痛，難受的程度無法形容。」

在治療快要結束時，原本安安靜靜接受治療的L教授小心翼翼地開口問我：

「那個，經痛……」

「嗯？」

「經痛也能用針治好嗎？」

L教授的經痛究竟是多嚴重？在講到這個詞的時候，竟會如此難以啓齒。我等著L教授繼

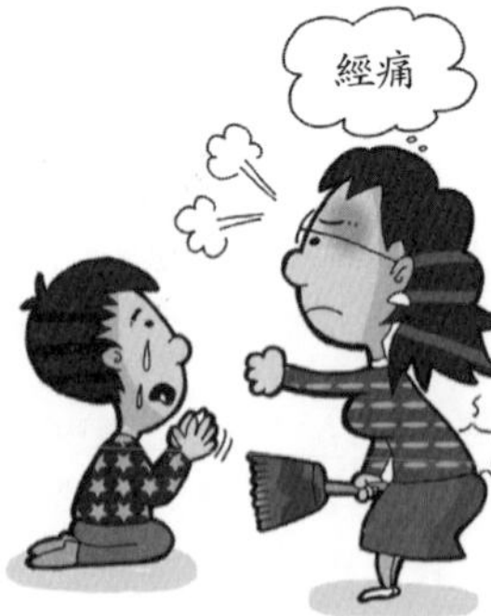

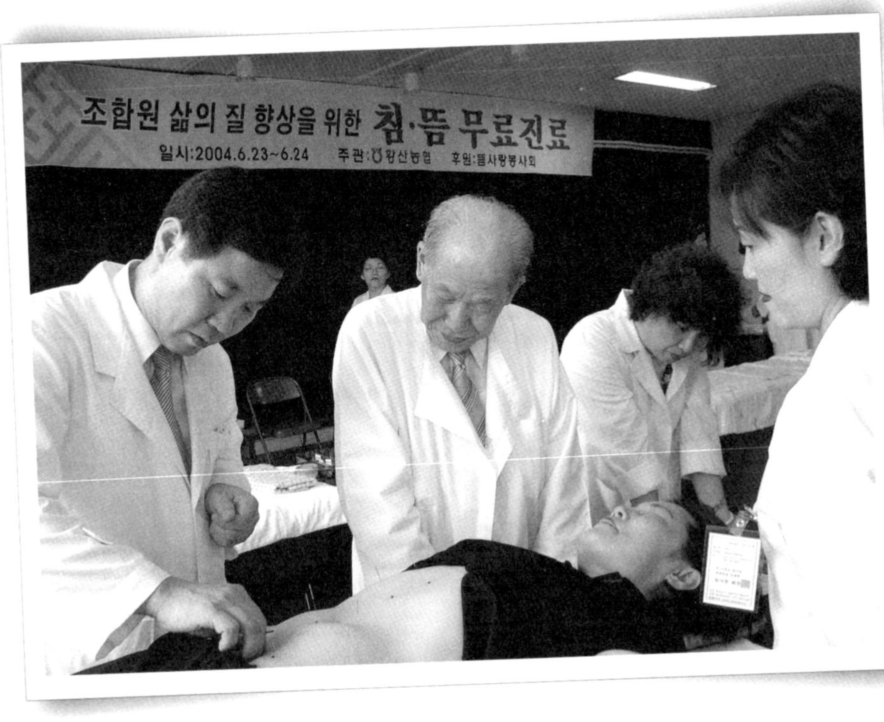

為全南海南郡黃山農協組合成員實施針灸義診

續說下去，她非常困難地開口說道：

「事實上……我一到月經的時候就會變得十分暴躁。對學校的教授和學生們還好一點，但是對我的孩子……對我的孩子卻是非常殘酷。不知道是不是瘋了，會因爲一些雞毛蒜皮的事情打孩子，小孩被打昏過去也不是一兩次的事情了。孩子昏過去後，我的腦子才會變清醒。每次都會抱著孩子下決心，下次再也不會這樣了，但是一到月經期我又會失去理智。要是有能治好的方法，請您千萬要幫我啊！」

L教授的腰痛是腎虛腰痛。在傳統醫學中，腰痛的病根是腎虛，但腎是生命的根源，月經時出現性格暴躁的病根也在腎虛。女人因爲子宮的問題產生的疾病有很多，所以從古時候就有治療一個婦女的疾病要比治療十個男人的病還困難的說法。

L教授的病用最近的話來表現，就是經前症候群。經前症候群是指許多身體、情緒、行動上的症狀按照月經周期反覆出現。簡單地說，就是月經前或月經時會變得非常敏感，或會做出與往常不一樣的衝動之舉。根據現代醫學統計，百分之四十的可孕女性會出現經前症候群，百分之五左右的女性會因症狀過於嚴重而影響日常生活。

經前症候群的症狀非常多樣。最具代表性的就是乳房疼痛、渾身腫脹、體重增加。而因爲情緒不穩定，所以會感到嚴重不安，還有些人會持續緊張狀態。明明不是什麼大事，也會發好多天脾氣。在日常生活當中興致和意欲喪失，容易感到疲勞，注意力顯著下降，睡眠時間過長或失眠。有些女人食欲大增、暴飲暴食，還有人會感到頭痛。甚至有的女性會有偷盜行爲，有的女性會無法克制情欲，變得水性楊花。

經前症候群是因腎虛而起。不僅僅是腎虛，心也非常虛弱。只要能明白「精」與「神」的含義，就會明白這個道理。傳統醫學中，精是生命之根，是讓我們維持生殖活動和生命活動的基本物質。精可構成身體，使身體充滿潤澤。作爲生命力的泉源，精可以維持身體，延續生命，進入骨頭裡幫助生成骨髓和腦髓，並儲存於腎裡。

另一方面，神是實現人體生命活動現象、使外部表現變爲可能的原理。〈素問——移精變氣論篇〉中有言「得神者昌，失神者亡」，神是父母的精相結合生成的生命力，管理和調節情緒，向外部表現體內所發生的生命活動情況。

關於腎和心的這種關係，可以五行論加以掌握。以五行論的觀點來看，水是壓倒、勝過、支配火的克的關係，即水克火。進而言之，腎相當於水，心相當於火，腎可以壓制和支配心。精虛無法壓制神，腎虛無法控制心功能，就是這個道理。

因此就算沒有經前症候群的症狀，有的女性若腎臟或心臟出現異常，受到精神上的刺激，也會導致經前症候群出現。

現代醫學無法爲受經前症候群所苦的患者提供有效的幫助。根據研究，咖啡因、鹽和糖會使經前症候群變得更加嚴重，所以醫生只能提醒女性盡量減少攝取這些食物。補充維生素、鈣和鎂等無機物，並堅持規律性的運動，可以讓症狀好轉。對無法正常過日常生活的患者只能開一些臨時性的藥物。

但是，針灸可以幫助女性徹底脫離經前症候群的痛苦。只要在幾個穴位進行針灸治療，有些無法入針的地方只需進行灸療就能治好。對於這個疾病，灸是比針更好的治療方法。

我爲了給L教授補腎並消除經前症候群，找到了幾個穴。對女性而言，這幾個穴位是非常好的穴位，堅持灸療就可以疏通月經，消除經痛症狀，並可以讓全身健康。還能讓皮膚和髮質非常柔潤。

首先採用無極保養灸，在足三里、曲池、中脘、中極、水道、肺俞、膏肓、百會穴上施灸。因爲是女性生殖系統疾病，所以中極穴和水道穴非常重要。這種疾病對精神有所影響，所以百會穴也屬於要穴。除此之外，還要選擇三種陰的經脈匯聚的三陰交穴和腎氣流入的腎俞穴。並在天樞穴進行針灸治療，天樞穴能調和肚臍上方的天和肚臍下方的地。

一個月後，我接到了L教授的電話。她說這次順利地度過了經期，而且腰痛也好了很多。我不忘再次囑咐她：

「您這病可是患了二十多年了，現在可能會感覺比以前好多了，但眞想完全根治，得需要一段時日。一定要堅持施灸啊！」

L教授笑著回答：

「就算您不讓我做灸療，我也會繼續做的。有時太忙沒能按時做，我的丈夫和孩子比我還著急，讓我趕緊躺下，都搶著給我做灸療呢！我找回了健康，丈夫和孩子比我更高興。」

諸如此類，只要是年輕女子都會有月經，但根據每個人不同，在月經前、月經時呈現的症狀也是千差萬別，其輕重也有天壤之別。有的人會問，閉經以後是不是就萬事亨通了？絕對不是的。月經不會那麼輕易地離開，在最後的告別儀式中會不時地耍性子，這就是女性更年期疾病。

更年期以月經結束的閉經爲特徵，可說以此再次誕生。有些女性可以毫無異常地順利度過更年期，進入老年期，但是大部分女性還是會出現更年期症狀，有些症狀還會非常嚴重。

這種女人大概都會擔心患有其他疾病，知道自己有更年期障礙時也會來就診。一般情況下，更年期障礙的症狀大都是輕易發燒、渾身疼痛、肩膀僵硬無法活動、膝蓋疼痛等。有時也會因爲出現慢性頭痛、消化不良、心臟部位壓迫等症狀來找我治療。

更年期症狀中最具有代表性的症狀就是忽冷忽熱，即突然渾身發熱，又突然渾身發冷、冒汗的現象。所以，四十五歲以上的女性如果出現這些症狀，就有必要確認一下是不是發生更年期障礙。罹患更年期障礙的女性全身上下沒有一個地方不痛的，尤其常說自己手腳酸痛、沒有力氣。雖有一些人消化不良或沒有食欲，但有另一些人食量突然大增、暴飲暴食。有些人的症狀是肩膀僵硬、爲頭痛所擾。胸部有時會無來由地狂跳，也會有壓迫感。

在精神的症狀方面，有時會對任何事情都沒有興趣，感到憂鬱、厭煩，性格暴躁，心情好的時候會過分輕浮，厭煩時會像小孩子一樣，向家人發脾氣或大哭。有很多更年期女性會被丈夫或孩子硬拉到我的診所來看病，那是因爲家人們已經無法忍受其厭煩、善變、神經質、暴躁的性格所致。

閉經之前就一直接受灸療的女性，很少甚至不會出現更年期的各種症狀。就算沒有患病，也可以用無極保養灸來維護健康。但如果覺得灸治部位太多，或者身邊沒有人幫忙，可以自己

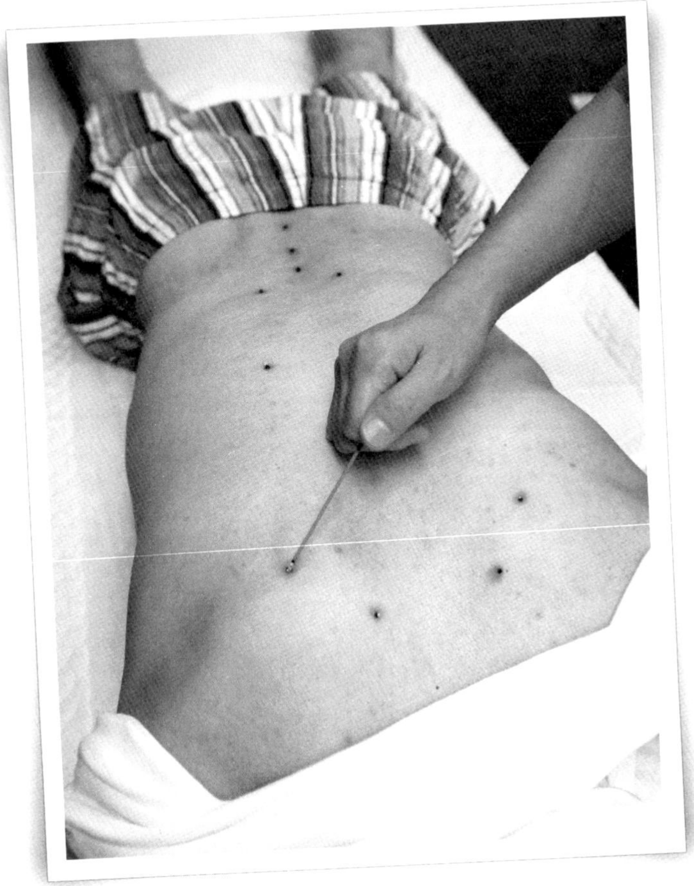

灸療是將半粒米粒大小的艾灸棒放在穴位上，加以燃燒。
會有一點灼熱感，灸療後會覺得神清氣爽。

在幾個穴位上施灸——三里、曲池、中脘、氣海、關元等。

氣上升、血下降是大部分女性所出現的更年期症狀。所以，用足三里穴來下拉上升的氣，用雙臂的曲池穴來提升血。在中脘穴上施灸可以增進食欲、幫助消化，讓身體變得更加健康。灸療肚臍下的氣海穴和關元穴，可以助原氣、補腎精。這樣，整體治療和病根治療就可以同時進行。

更年期障礙症狀若複合性地出現，腎俞穴是要穴。腎俞穴是助腎補精，可讓肚臍下方的下焦溫暖，也是使腰和脊椎強壯的最佳穴位。在腎氣流入的腎俞穴上進行針灸治療，就好像給枯萎的植物根部澆水一樣。

臉發紅、體質屬熱性的人，需要在心氣匯聚的心俞穴上施灸。容易煩躁、情緒波動比較大的人需要在百種精力聚集的百會穴上施灸。三種陰的經脈匯聚的三陰交穴對女性而言，是非常重要的穴位，理所當然地需要施灸。能夠提高腎功能和維持女性生殖系統功能正常運行的水道穴和中極穴，也是在治療上不可缺少的穴位。

最後要在兩乳頭連線的中點處——膻中穴上施灸。罹患更年期綜合症的女性連碰一下膻中穴都會感到非常疼痛，膻中穴是治療「火病」的要穴，因此，中年女性需要在膻中穴上持續施灸。症狀再嚴重，只要堅持施灸，症狀都會好轉。

對於更年期綜合症，現代醫學只能用荷爾蒙藥物強行運轉五臟六腑。但是，灸可以讓人體製藥工廠——五臟六腑重新運轉來製造需要的荷爾蒙。人體逆自然而行就會生病，針和灸就是讓人體不逆行，從而去除疾病的自然療法，這如何能不加以稱讚呢？

13 針灸師是送子娘娘

一對看起來年紀不小的夫婦抱著應還未滿月的嬰兒走進診療室。夫婦倆笑容滿面地向我走來。從他們看著我的表情來推斷，好像是對我很熟悉，但是總也想不起來在哪兒見過。

「我們是來感謝您的，順便來請您爲孩子檢查一下健康狀況。」

「你們是？」

「哎呀！您好像想不起來啊！哈哈，多虧您我們才成了父母啊！」

聽到夫人大聲、豪放的嗓音，我才想起他們是誰，原來是結婚已經超過十年，但因爲無法懷孕，十分擔憂的夫婦。

「我們這十年來，吃過了各種對身體好的藥，也去過綜合醫院不孕中心檢查過，但都沒有用。」

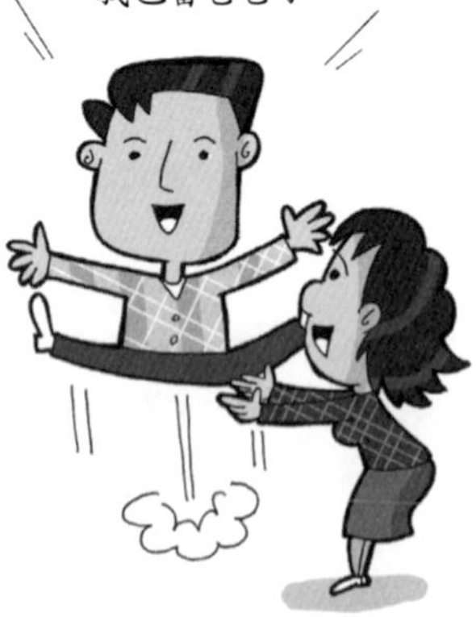

我看著這對喜氣洋洋的夫婦，回想起他們第一次來到診所的情景。夫妻倆看起來就知道感情很好，他們看似一對平凡的夫妻，但仔細觀察的話，可以感受他們有一種莫名的擔憂，似乎妻子臉上的陰影更多一些。女人的個性極好，能將診療室裡的氣氛迅速炒熱，但我從女人的笑容裡看到了憂愁。

當時我向這對夫婦推薦灸療。

「不用再過來了，在家裡堅持施灸就好了。」

這對夫婦聽了我的話後眼睛睜得好大。

「不用再過來了？」

「俗話說，七年之病，求三年之艾。意思就是，可以用灸治療長時間未癒的病。只要保持平常心，在家堅持施灸，一般的疾病都能治好。只要能使異常的部位找回健康，自然就會有身孕了。」

「可是……」

「等到灸位移位太大或有時間的時候來一趟就可以了。幾個月後就會有好消息了。」

我對來找我醫治的病患都會推薦灸療，也許是因爲對從一大早到深夜辛苦排隊的病患感到

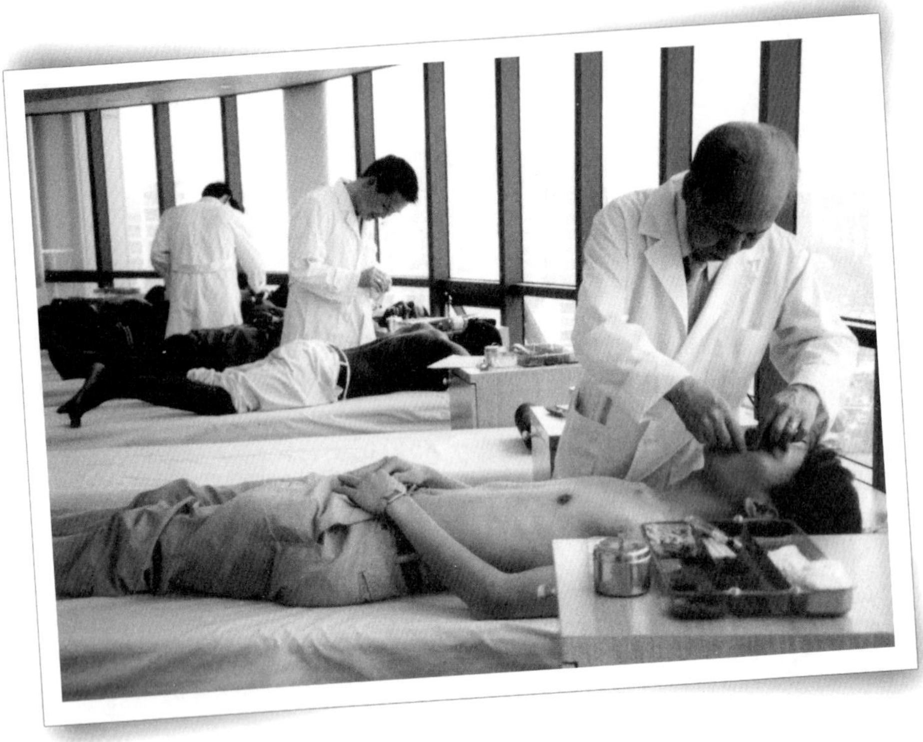

在首爾昌信洞義診室裡實施的外國勞工針灸義診。

抱歉，但最主要是灸療的效果實在是非常卓越。

但是，這對夫婦還是不到十天就來一趟。丈夫說他們已經是四十多歲的人了，這次如果再失敗就沒有機會了。所以他們非常努力地在家施灸。

「我覺得這次一定能成功。」

「嗯？為什麼呢？」

「因爲我能感覺到身體狀態好很多。您也知道，不孕檢查和人工受精對女人來說是非常艱難的過程，男人只需要提供精子就可以了，所以我並沒有對妻子說我過去的身體狀況眞的是不太好，也不是哪裡生病，只是容易疲倦、非常累。現在即便是前一天工作了一整天，隔天也能輕鬆起床，背部和腰部也不痛了。」

果然和我診斷的一樣，患者在不經意中說出的話會對醫者提供非常重要的信息——丈夫處於腎虛的狀態。腎是先天精氣匯聚的部位，腎虛容易導致疲倦，腰部也會感到疼痛。所以在針灸學中，將椎間盤突出視爲是腎虛引發的疾病。而且，腎是自己生命的根源，也是後代生命的根源，所以在針灸學中，將生殖器視爲腎的一部分。

相反地，夫人的卵巢出現了問題。結婚一、兩年後，她因卵巢出現水泡而接受過藥物治療。之後一到排卵期就會感到扎針一樣的疼痛，痛症會持續兩、三天。而因爲水泡長得太大，輸卵管無法支撐其重量，導致歪斜。而只要輸卵管沒有斷掉，卵巢的水泡就不會引起太大的問題。但有時卵巢長水泡後無法順利排出卵子，或無法排出正常、健康的卵子，因此導致了無法懷孕。

大部分夫妻不孕大多是其中一人出現了問題，像這對夫婦兩個人都有異常症狀的機率只有百分之二十。他們去醫院接受檢查時，被判定之所以無法懷孕是妻子的責任。丈夫的精蟲活動能力雖然有點弱，但是不至於導致不孕。

對不孕症狀來說，灸的治療比針更好。只需要在最重要的幾個穴位進行針療，然後集中性地進行灸療。男人和女人的生殖器不同，所以夫妻兩人的灸位也會不同。

對於丈夫來說，爲了讓男性生殖器變得更加強壯，應選擇肚臍下的氣海穴和關元穴、肚臍旁邊的天樞穴、腎氣流入的腎俞穴施灸。爲了全身的健康，還應該在肝俞、肺俞、膏肓、肚臍上方的中脘、曲池、足三里穴上施灸。在氣海和關元穴上施灸，勃起能力很明顯地能獲得提升；在腎俞穴上施灸，精蟲的數量和活動都有驚人的改善。

對夫人的治療方面，我首先找到了肚臍下方稍微旁邊的大巨穴。夫人平躺後，我發現她的大巨穴處鼓起，這是因爲卵巢腫脹引起的。這時我在距大巨穴往上一寸的外陵穴施灸，如果卵巢的狀況非常不好，則應在腰下方的上髎穴和次髎穴施灸。之後在能夠讓女性生殖器更加健康的中極穴和水道穴上進行針灸治療，接著在位於腿部的三陰交穴上施灸。最後，爲了全身健康而施灸，其施灸部位和男性相同。

男性不育和女性不孕的原因有很多種，男性不育的代表性原因是精蟲數量不足或精子的活動能力十分弱。睪丸或附睪、精子的通路（輸精管、尿道）或其他生殖器異常的男性，也無法使配偶懷孕。

女性不孕的原因有子宮、輸卵管、卵巢等生殖器發育不理想或畸形。卵巢功能不正常，無法排出健康的卵子或無排卵是女性不孕的代表性原因。傳統醫學認爲，身體長期冰涼或受到過度驚嚇的人也很難懷孕。

我確實治癒過很多不孕患者，但是並不是所有的不孕夫婦都能用針灸治好。對抱著最後希望來到診所的夫婦說「無子無憂」這樣的話就等於是對癌症末期的患者搖頭，這是我最不忍心做的事。

曾經有一對一直流眼淚，看起來就覺得很可憐的年輕夫婦因爲不孕來找我。

「我們還沒有去醫院接受過仔細的不孕檢查。可是我們結婚五年了，一次都沒有懷孕過。有人對我說您是位非常神的醫生，所以我們沒有去醫院，直接就來這裡了。」

我觀察那位夫人的容貌，再聽她說明，大致已經推斷出病因所在，但是爲了再次確認，我還是讓夫人平躺在診療台上。和我預料的一樣，夫人左側的肩胛骨與右側相比明顯陷了下去，那個地方是肺所在的部位。而且她的皮膚十分蒼白，甚至讓人懷疑她的身體裡究竟血液有沒有在流動。

「以前是不是得過肺結核啊？」

夫人有點驚訝，起身望著我。

「嗯，高中的時候。」

我推測很可能是子宮或輸卵管受到了結核菌的侵犯。我勸夫人到醫院對子宮、輸卵管和卵巢等部位做詳細的檢查。

「還是您給我直接治療吧！」

「還是得去醫院確認一下。我雖然知道病因，但您自己不知道。如果能夠治療，去醫院用醫療設備檢查一下自己的子宮情況後，我們再進行治療也不遲啊！」

幾天後，年輕夫婦再次來到了我的診所。

「還以爲肺結核已經完全治癒了呢，沒想到結核菌都跑到輸卵管去了。現在知道原因了，可以治了吧？」

爲什麼檢查的醫生沒有跟你們說呢？這位年輕的妻子沒問嗎？

因爲我一眼就能看出病因，所以夫婦還滿懷希望吧？我不知道怎麼回答他們，但是不可能的事情就是不可能，我不能給患者虛幻的希望。

「你們聽說過『無子無憂』這句話吧？」

「啊？」

「您是說……」

「輸卵管結核就是說結核菌已經侵入了輸卵管，輸卵管被堵住了，卵子無法到達子宮。」

「那……就是說我永遠無法懷孕了嗎？」

人們一般不相信，肺結核菌怎麼可能跑到輸卵管去呢？是不是淋病或梅毒啊？其實，在結核病中，肺結核是最常見的病，結核菌可以到達我們身體的任何部位。除了肺以外，結核菌還可以經由腸或皮膚侵入。如果沒有吐出含有結核菌的痰，咽下去的話就會進入胃，並且傳播到腸、腎臟或生殖器。

針灸院是悲喜交加的地方。韓國雖然在絕育手術率上位居世界前列，但是也有很多因為無法懷孕而傷心的夫婦。有人說我比送子娘娘更厲害，但直到今日，我還是為了能用針灸幫助等待已久的夫婦如願以償地獲得一個健康的孩子而感到由衷地高興。而對那些用針灸也無法治好的不孕夫婦，我也感到如同是發生在自己身上的事一樣，覺得很惋惜。

14 只要扎一根針就行了

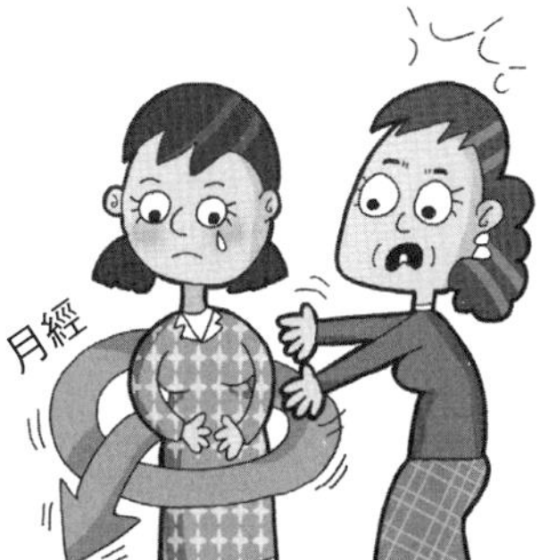

一九七八年秋天，大邱市壽城洞高二的女學生B已經昏迷十二天了，一直沒能醒過來。醫院沒能查出B昏迷的原因，醫生們都已經束手無策，守著病床的家屬們也精疲力竭。B的大伯來找我出診，我們一起去了大邱。

B的父親早已在醫院門口等著我們。跟著他進入病房時，B的母親坐在病床邊，用凹陷的眼睛迎接我。我仔細觀察躺在病床上吊點滴的B。來的路上B的大伯給我講述了B得病的經過，我對病因有了點猜測，我問B的母親：

「您的女兒在月經期間有沒有出現過異常啊？」

B的母親看了一下丈夫後說：「孩子一般不會說那方面的話，所以……」B的母親接著說：「雖然沒有什麼特別的異常現象，但是一到經期她就會變得非常憂鬱，非常容易發火，所以很擔心她。」B昏迷之前也是突然發火，和哥哥大吵了一架。

「您有點不太關心女兒啊！」

我診著B的脈，自言自語道。B的父母親沒有說一句話，只是用哀求的目光望著我。

其實不用診脈也可以知道這是因生殖器異常所致。女性月經期會出現很多問題，月經期精血流出，所以會很容易失去腎的精和肝的血，因之女人在月經的時候容易失去腎陰和肝陰的均衡，最終導致各種異常症狀。

腎陰不足會導致肝陰不足，陰會無法抑制陽，肝陽上升。肝陽上升會使人頭暈眼花。這時過度發火，精神上受到刺激，就會使體內「著火」，更加損傷陰血。儲存血的肝如果失去陰血，會導致肝陰不足，也會無法抑制肝陽上升。憤怒和衝擊會使肝陽的火更加旺盛，肝無法去除火，心無法治理精神，最後導致昏迷。

我拿出針筒來，B的母親一見到針立即握住雙手開始祈禱，並小聲地自言自語道：

「一定……一定……一定要讓她醒過來啊！」

我從針筒裡取出一根三稜針。腎陰不足，加上發火，導致肝受損而暈倒，此時在肝經（足厥陰肝經）上瀉血，患者就會醒過來。位於手指尖或腳趾尖的井穴是讓意識恢復的最佳穴位，

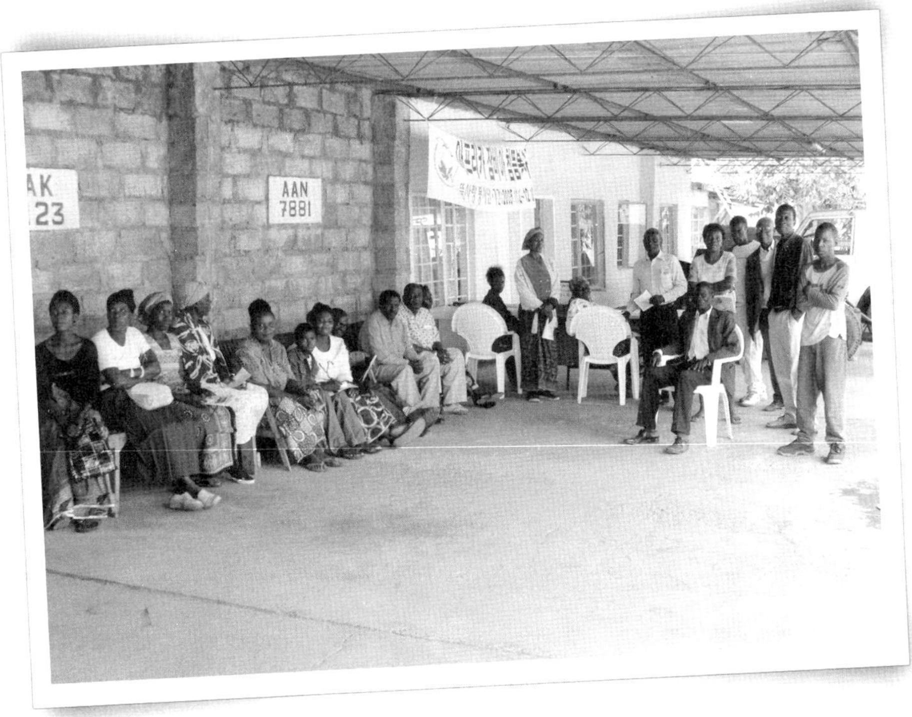

等待針灸義診的非洲尚比亞居民們。〈灸愛〉除此之外，還收到印度、蒙古、柬埔寨、越南、厄瓜多爾等地的正式邀請，前往進行針灸義診。

足厥陰肝經的井穴是大敦穴。

爲了在B的腳入針，我輕輕地掀開被褥，找到B的腳拇趾指甲根部外側的大敦穴後，對B的父母親和大伯提前說明了一下情況：

「我會在腳拇趾指甲旁邊的穴位瀉點血，大家不要驚慌。」

我吸了口氣，對準大敦穴準確而又敏捷地扎下去。爲了讓肝的陽氣下沉，必須喚醒疏通阻塞部位的肝功能。我感覺到家人們用焦急的眼神看著我的臉孔和手。B的母親用力握住雙手，閉上眼睛的時候，我用三稜針刺了兩側的大敦穴。血開始一滴一滴地滴著，之後慢慢地流了下來。我一邊擦著血，一邊傾聽患者的呼吸聲。

不一會，正當我換棉球的時候，我感覺到B的腳趾在動。我停住手上的動作，仔細觀察著B的臉。B睜開了眼睛，B的母親「啊」地輕喊了一聲。

「妳這個死丫頭！」

B的父親興奮地喊了起來。直到這時，家屬們才一起圍到了病床旁邊。B還不知道發生了什麼事情，只是躺在那裡眨著眼睛。B的母親早已流淚滿面，激動不已。突然，B皺著眉頭跳了起來，家屬們都嚇了一跳。B從病床上下來的同時小聲地說：

「快尿褲子了。」

那天晚上，我硬是被他們留下來，在他們家裡住了一個晚上。B的家屬說會立刻給她辦出院手續，讓我到家裡繼續給她做治療。我對家屬們說，B現在已經醒過來了，就沒有什麼大礙了，只要好好吸收營養就好了。但他們還是央求我照顧她。

我無法拒絕，只好留了下來。隔天早上，我和要辦理出院手續的B父母親一起到了醫院。父母親立刻去找醫生，我則上去B的病房，她還在睡覺，在旁邊照顧她一整夜的大伯母則不顯絲毫倦意地歡然而笑。

我仔細察看了B的狀態，她沒有什麼大礙，只要恢復元氣就好了，至於恢復元氣則再也沒有比灸治更好的方法了。事實上，只要灸治就行了，但如果一邊進行灸治，再加以服用藥物和打針，則效果會更好。我現在能對B進行的治療只有灸治而已，但任誰都可以進行灸治，我只要教導他們穴位，由家人每天灸治就行了，我沒有必要一定要留在這裡。

其實，青春期的孩子都有身體或精神上的困難。如果自己的女兒正值青春期，則身爲父母的必須牢記一件事情。我常說女人會有兩次出生，但其實是三次。第一次是從母親的肚子裡出來與這個世界見面；第二次是成爲眞正女人的青春期；第三次則是以閉經爲特徵的更年期。

青春期的男女都會有症狀，但是女性比男性嚴重好幾倍。女孩的身體正在準備轉變爲眞正的女性，這種準備過程是非常偉大而艱難的。所以，女孩青春期的身體變化是非常大、非常快的，身體虛弱的孩子無法趕上變化的速度。精神上也是一樣，如果精神無法趕上身體的變化速度，就容易失眠、煩躁、發火，變得十分敏感，甚至還會有憂鬱症或精神疾患。

青春期的疾病大多源於腎異常。女孩步入青春期的標誌——月經，也是由腎左右的。因此，最好從女孩子的乳房開始發育的時候就加以灸治，這樣的話，女孩子的青春期可以健康、順利地度過，而且身高也會不斷長高。

因爲青春期疾患來找我治療的女孩中，十有八九都是與第二性徵無關。有的是因爲突然發生持續性嚴重頭痛而來，有的是因爲失眠而來，還有些是因爲孩子變得過度敏感，被無法忍受折磨的父母強硬拉來，另外有些是經痛太過嚴重，根本無法到學校上課。有些孩子則嚴重到自己一人自言自語、說一些沒頭沒腦的話或者出現幻覺的情況。

一般生殖器異常的疾患，除了生殖器以外，還得同時治療腎和主管神志的心，才會見效。但是如果病情嚴重或者在青春期出現第二性徵時發生生殖器的病症，要連肝一起調理，因爲進入青春期後，月經會開始，而肝具有儲藏和調節血液的功能。

以五行論來說明更清楚。在五行論中，腎是肝的母親，也就是水生木的關係。進而言之，腎代表水，肝代表木，腎孕育、保護並且幫助肝，所以是相生的關係。另肝代表木，心代表火，所以心和肝是木生火的相生關係，而腎和心則是水克火的相克關係。

要治療青春期女孩的病，就要把百會穴、膻中穴、腎俞穴當作要穴。位於頭頂的百會穴是主管魂的穴位，等於是木；位於兩側乳頭連線中央的膻中穴是心臟正上方的穴位；背後腰際的腎俞穴是精的精髓，即腎臟之氣流淌的穴位。此外，再配合背部的心俞穴，可再次助心。另再找到位於肚臍旁邊的天樞穴，再解剖學上，此穴位於腎臟上方。另外在三種陰的經脈相交的三陰交穴上進行針灸治療。爲了全身的健康，再配合無極保養灸。

沒過多久，B的父母和醫生進來病房，不知是不是彼此溝通不良，氣氛顯得很不好。B的母親只是無言地整理行李，默默站在一旁的父親則向醫生說道：

「我不想再說了，趕緊給我們辦理出院手續吧！」

醫生的表情似乎覺得非常離譜，將雙手抱在胸前說道：

「既然都已經住院了，總得知道是什麼病以後再出院吧？」

「不對吧？醫生……」

B的母親慢慢地走到醫生面前理論。

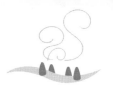

「那你們連什麼病都不知道就直接給她打針了嗎？」

醫生啞口無言，一時之間無法回答。

我走出了病房，遠離了他們的爭吵。這也不是什麼困難的事啊，只要插一根針就行了。

經　痛

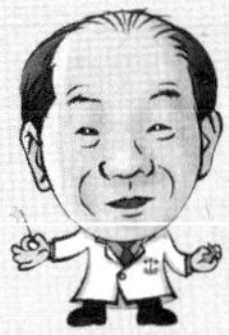

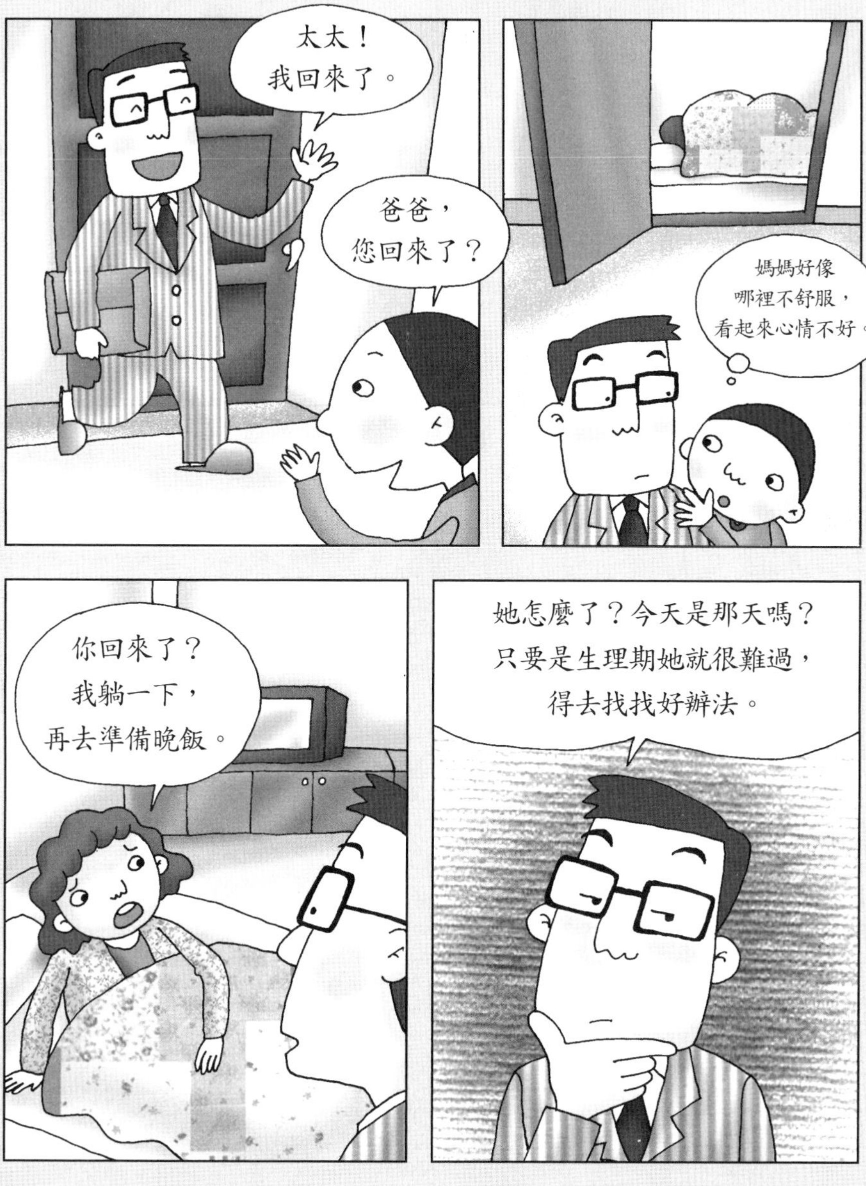
太太！
我回來了。
爸爸，
您回來了？
媽媽好像
哪裡不舒服，
看起來心情不好。
你回來了？
我躺一下，
再去準備晚飯。
她怎麼了？今天是那天嗎？
只要是生理期她就很難過，
得去找找好辦法。

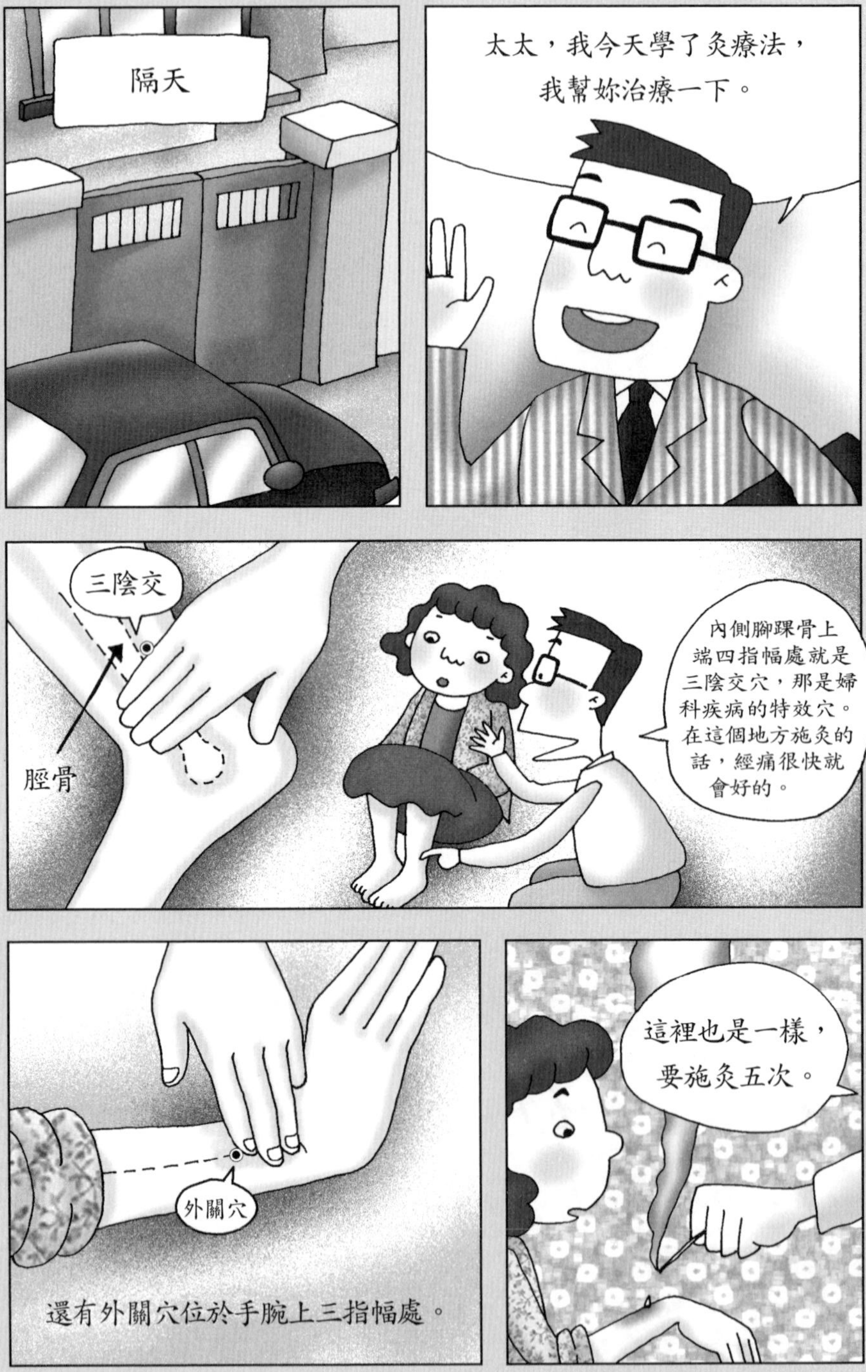
隔天
太太，我今天學了灸療法，我幫妳治療一下。
三陰交
脛骨
內側腳踝骨上端四指幅處就是三陰交穴，那是婦科疾病的特效穴。在這個地方施灸的話，經痛很快就會好的。
外關穴
還有外關穴位於手腕上三指幅處。
這裡也是一樣，要施灸五次。

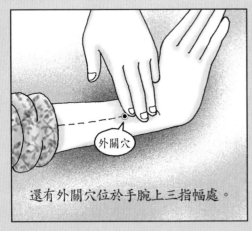

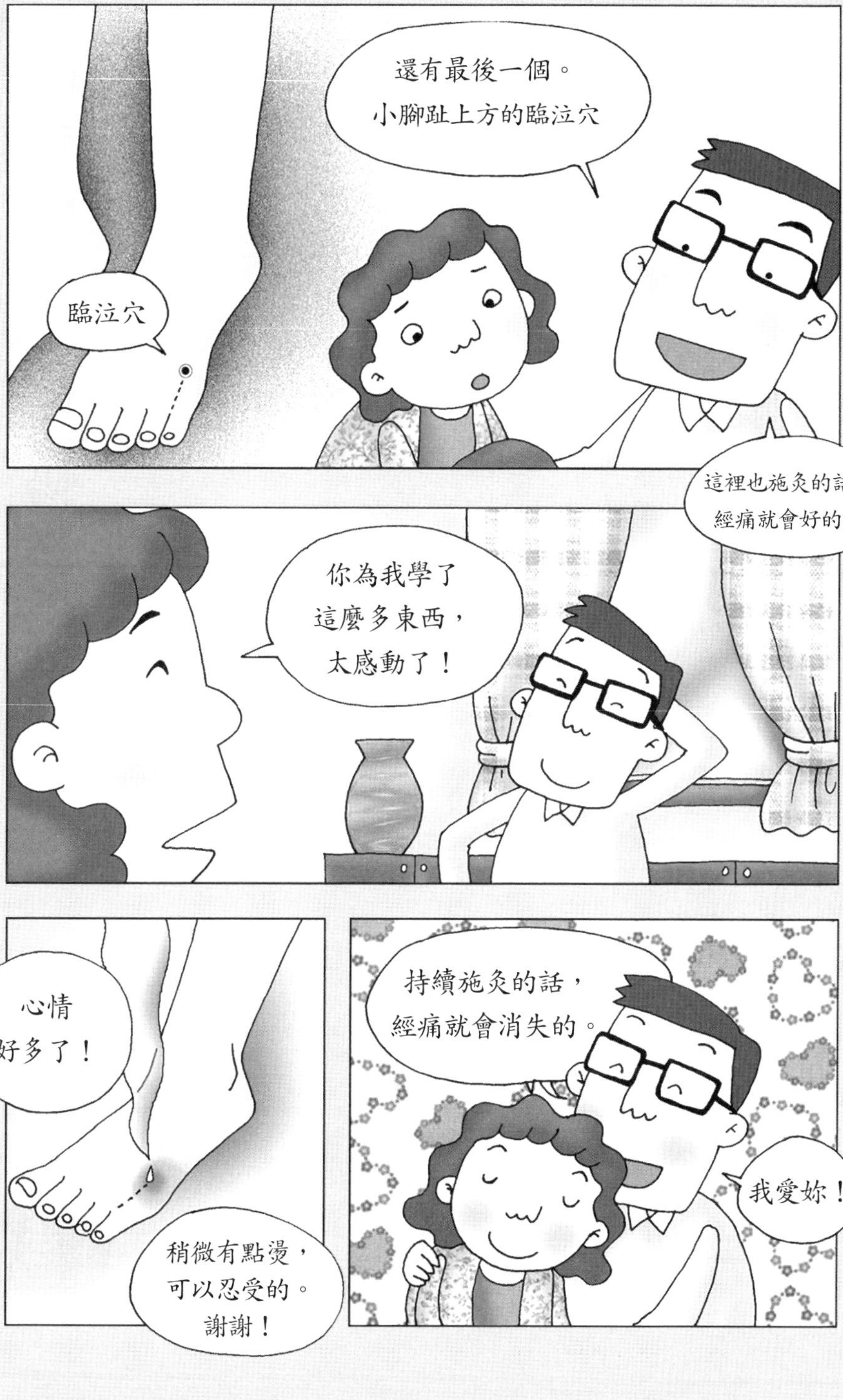
還有最後一個。
小腳趾上方的臨泣穴
臨泣穴
這裡也施灸的話，
經痛就會好的。
你為我學了
這麼多東西，
太感動了！
心情
好多了！
稍微有點燙，
可以忍受的。
謝謝！
持續施灸的話，
經痛就會消失的。
我愛妳！

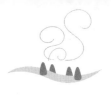

15 讓男人恢復陽氣的針灸

凡是年紀過三望四的夫婦都應該要知道這個事實，這個年紀的男人，幾乎全部在三十九歲前後的某一瞬間，陽氣會消失，因而無法勃起。一般情況下，陽氣一時消失是可以自然恢復的，但恢復的時間與程度因人而異。有些人可以在兩、三天內恢復，有些人則需要更長的時間，甚至還有些人會無法恢復。但是陽氣恢復所需時間的長短並不需要困擾，因為有種方法可以很容易地解決這一問題。

銀行職員K就遇到了這種情況。K當時是來我的診所治療手腕扭傷，後來向我吐露自己難以啓齒的苦惱，於是我用非常簡單的方法將其恢復。他在手腕治療結束後，頻頻轉動手腕，覺得非常神奇。治療期間沒說什麼話的K，在即將跨出診療室之前突然很難為情地提出問題，他轉身再次回到診療室裡，對我說：「手腕好像治療一次就好了。」稍微停頓之後，他小聲問

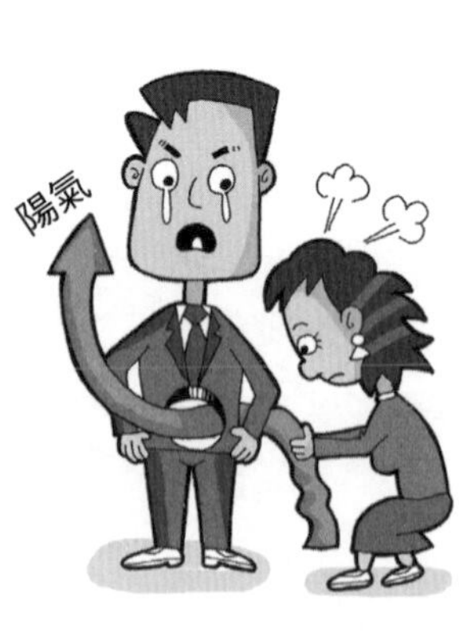

我：

「醫生，我想問一下，就是……男人精力不足時該怎麼辦？」

看他吞吞吐吐的樣子，我一下子就明白了他的意思。他曾經說過自己今年三十八歲，我判斷他遇到了中年男人肯定會碰到的難關了。還沒等我回答，他又開口問我：

「吃點補藥的話應該能恢復吧？聽說蛇對男人的精力有幫助，確實是那樣嗎？去醫院治療會不會好一點？怎麼樣才是最有效的方法呢？」

這樣問的話，我實在很難回答他，要我偏向哪一邊呢？無論是藥物還是物理治療，無論是否經過科學證明，其實都經過人們長久歷史的口耳相傳，也都有它們的價值，所以很難說哪種方法是最好的。而且他提出的方法都是我沒試過的，很難做出確切的回答。

「我的職業是什麼？」

他被我突然提出的問題搞糊塗了。我是針灸師，如果向只用針和灸治療各種疾病的針灸師尋求答案，那不就只有針和灸嗎？

對於他所苦惱的症狀，其實用灸就可輕易解決。無論是不是像K一樣突發的情況，總之，用灸就可以迅速恢復無法勃起的疾患。一般而言，兩、三天就可以獲得解決，之後如果繼續施

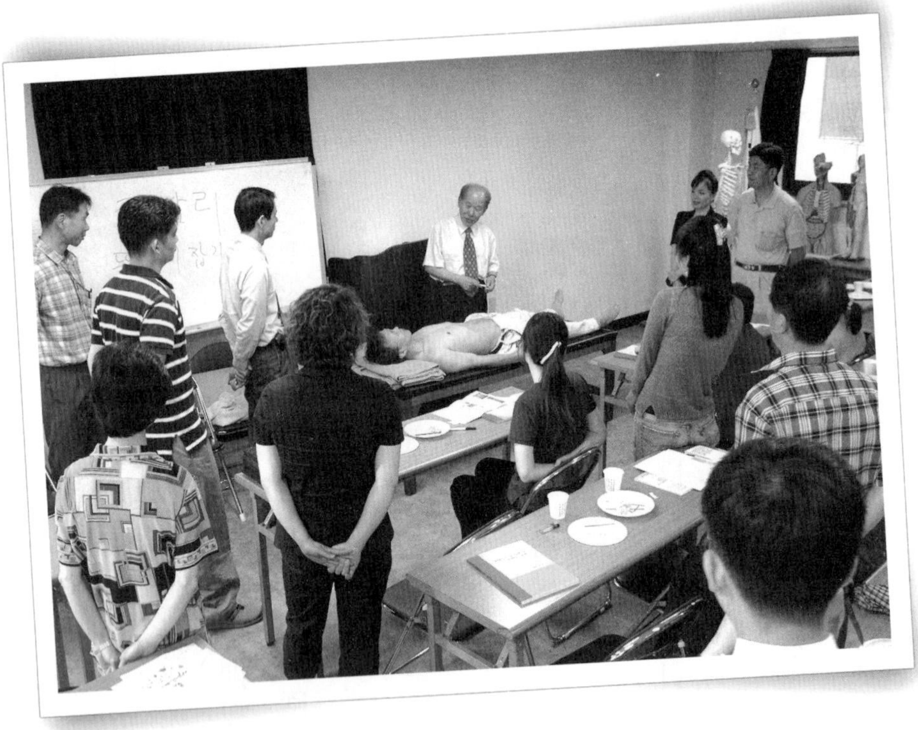

直接教導〈灸愛〉會員們針灸細密的部分

灸，陽氣就會充滿而旺盛。K在聽到我的勸告後，臉上滿是驚訝的表情。

「那一方面也靠灸就行了嗎？」

事實上，灸是恢復陽氣的最佳方法，任何一種方法都有效果，但沒有一種像灸一樣快速呈現效果、幾乎不花費用，何時何地都可輕易加以治療。灸療的方法非常簡單，只要每天在肚臍下方，俗稱丹田的關元穴，氣海穴上施半顆米粒大小的灸就可以了。

男人一到中年，房事就像是賭博一樣。雖然可以帶來期待和趣味，但最後常常會以失敗而告終。如同賭博會失去全部財產、毀掉家庭一樣，在房事上過度消耗有限的陽氣的話，就會毀掉身體。

對於房事過多的男人來說，中風幾乎是必然的。我確認過因中風來我這裡治療的男人，幾乎都是如此。我問過他們在中風幾天前是否有過房事，十中八九答案都是肯定的。不管是外遇，或者是老了以後，娶了一個年紀小很多的女人，可說縱慾過度的男人往往會在病床上度過晚年也不爲過。

有人如此問我：

「什麼程度叫做房事過多呢？」

其實，這是因人而異的，因年齡不同也有差別，不能簡單地用一句話來概括。但也有基準，這個基準就是因房事耗費的能量再充滿的期間。行房之後，想再充滿的話，必須經過一定的時間，若比這個時間短，即在能量充滿之前行房事的話就屬於房事過多。

以前的傳統醫學中，有一種判斷男人陽氣周期的方法，以年齡第一個數字的平方來計算陽氣再充滿的天數。二十歲需要四天（2×2），三十歲需要九天（3×3），四十歲需要十六天（4×4），五十歲需要二十五天（5×5）。按這個方法來計算房事周期的話，二十歲時一個星期一、兩次，三十歲時大概十天一次，四十歲時一個月一、兩次，五十歲時一個月超過一次就屬於房事過多了。

有的人會接著問：

「壯陽藥物不就是爲了給男人補陽氣的嗎?」

壯陽是爲了讓陽氣快速恢復，以之降低房事過多的程度。但目前爲止有許多壯陽的藥物和方法，其中施灸是最好的方法。每天施灸的人，在房事後非但感覺不到疲勞，而且陽氣再充滿的速度十分快。灸療之所以是最好的方法，原因在於不僅療效快，而且持續的時間也很長。再好的藥也不可能永遠服用，但灸卻可以每天都做。

男性的勃起能力會隨著年齡的增長而衰弱，勃起的角度上也會呈現。年輕的時候可以頂到肚子，年紀愈大，勃起的角度會愈發減少。有人用手指來與勃起的角度做對比，把五根手指張開，大拇指是二十多歲，食指是三十多歲，中指是四十多歲，無名指是五十多歲，小指則是六十多歲的勃起角度。

五十多歲的L在妻子病逝後娶了個年輕的女性，才過了五年，他就幾乎無法勃起了。為此，他去醫院打了一個多月的荷爾蒙針，也吃過中藥，做過指壓療法，也嘗試過其他器具治療，但始終沒有效果。正當他為此苦惱時，有個朋友建議他來我這裡看看。

勃起能力異常，只灸一次也能馬上見效。他做完灸療後的第二天，滿面春風地出現在我的面前。他說清晨時自己開始勃起，而且還能頂到肚子，他高興得都合不攏嘴。

出現勃起能力低弱症狀時，在腰部下方臀部的上髎穴和中髎穴上施灸能夠迅速見效。在這兩個穴上施灸，不但能恢復，甚至能增強減弱的性功能，所以最好是夫妻雙方一起進行灸療。否則施灸的人無法與未施灸之人維持均衡，會激發彼此的矛盾。

L是因房事過多導致勃起能力衰弱，加上為了想滿足年輕妻子的需要，產生了心理負擔，再加上職場生活的精神性疲勞，最終壓制了勃起中樞，導致無法勃起。我為他進行了無極保養灸，以調理全身的功能。在手臂的曲池穴、足三里穴和腹部的中脘穴施灸，可使氣血平衡；在肚臍下方的氣海穴和關元穴施灸，可以助元氣；在背部的肺俞穴和膏盲穴施灸，可促進新陳代謝；在頭頂的百會穴施灸，可助頭部的血液循環，使精神疲勞得到恢復，並最終使症狀得到根治。

灸治一個多星期後，L如此說道：

「全身變得很輕快，不再感到疲勞，體力也感覺變得更好了。胃口很好，睡得也很香。其他的且不說，光是小便舒服就已經讓我很開心了。」

邊說著，他伸開右手，向我比起大拇指，笑得非常燦爛。

16 錯誤的生活習慣會惹病上身

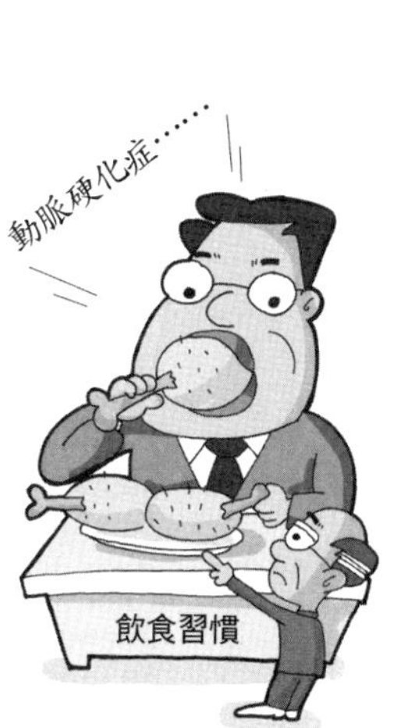

「動完心臟手術都快一年了，還是感覺胸口沉甸甸的，很痛。」

因爲嚴重的動脈硬化症而動手術的P剛滿五十歲，是一位比較年輕的患者。P從年輕的時候開始，就非常喜歡吃肉，如果有一天餐桌上沒有肉，就好像覺得沒吃好飯一樣，所以P才會比同齡人更早地、且嚴重地患上這種成人病。

「不管是針也好、灸也好，你最好還是改變飲食習慣，肉吃多了並不是什麼好事。平時還需要進行適當的運動，不然就算接受針灸治療，效果也還是有限。」

P似乎想說什麼，但只是不斷點頭，他自己也知道很難改掉天生的飲食習慣。

我們身體的疾病都是我們習慣的結果。從幾年前起，日本把成人病叫做生活習慣病，這是非常恰當的表現。雖說韓國所有的土地和水都受到污染，但生活在水清、空氣好的環境裡的人，比起城市居民在罹患鼻炎、過敏性氣喘或過敏性皮膚病的機率要低很多。可是居住在農村或漁村等鄉下的居民，罹患的疾病大部分都是肌肉痛或肌肉系統的疾病，他們經常在田裡彎著腰或蹲著工作，無論是多麼健康的關節或筋肉都不得不出毛病。

相反地，城市的人經常會受到各種精神性疾病和文明性疾病的困擾。近十年來，罹患呼吸道疾患的病例增多，小孩子和青少年幾乎都患有慢性鼻炎或鼻竇炎等疾病。而因爲經常吃油膩的東西，再加上幾乎不運動，造成肥胖、高血脂症、糖尿病、動脈硬化等疾病的流行。

P的情況也是如此，無肉不歡的他體型龐大，說自己最不喜歡的就是運動。可是徹底改變他生活習慣的原因就是動脈硬化的發作。

現代醫學認爲高血壓和動脈硬化是中風的病因。所謂動脈硬化，簡單來說就是動脈的老化現象，而血液中的膽固醇量增多，沉積在血管壁上就會引起動脈硬化。

動脈的任何部位都可能引發動脈硬化。在腦動脈引發動脈硬化，會導致腦中風；在冠狀動脈引發動脈硬化，會導致心肌梗塞或心絞痛；在腎臟出現嚴重的動脈硬化，會產生腎硬化症狀；下肢動脈中出現動脈硬化，導致血行低下，下肢會引發嚴重的疼痛；被稱爲微動脈的毛細血管廣泛出現動脈硬化時，會引發高血壓，之後就會開始惡性循環，其他的動脈也會出現硬

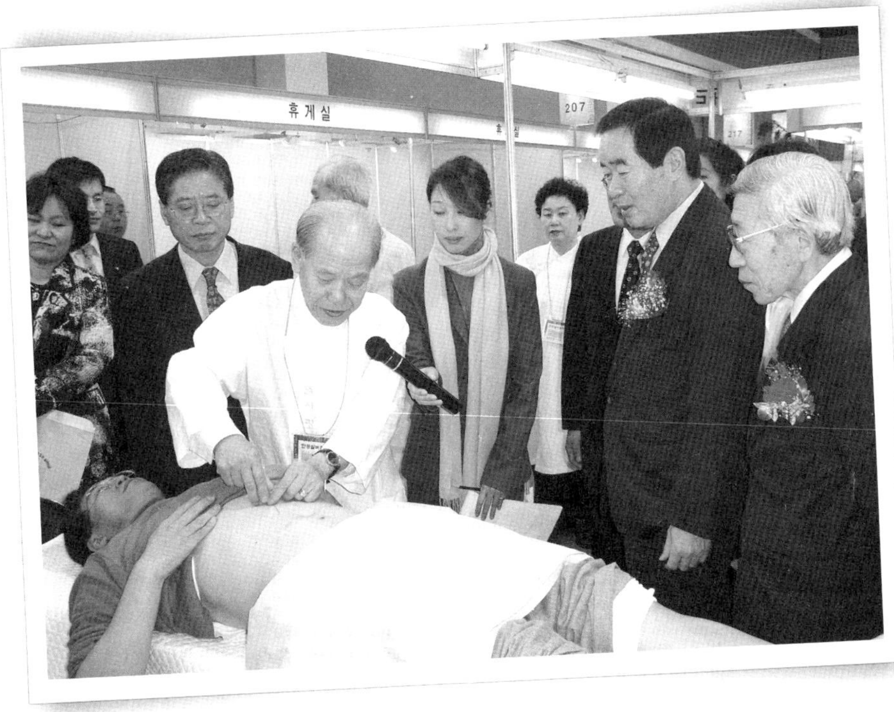

《韓國經濟新聞》主辦的活動中，筆者進行針灸義診。

化。

P的心臟動脈硬化症狀比較嚴重，從而引發心肌梗塞的機率也變得非常高。他曾經歷過幾次由於心臟冠狀動脈血液一時不足引發的心絞痛。而隨著動脈硬化日益加劇，P只要稍微動一下就會氣喘，稍微逞強就會感到心臟劇痛，現在P已經到了無法隨意運動的地步了。

「開始的時候就好像脖子裡卡住一張紙一樣，呼吸有點困難，但是越來越嚴重。手術之前就好像有燙熱的火鉗在攪弄心臟，我還以爲就要這樣死去了。實在支持不住了，只好聽醫生的勸告動了手術。」

隨著動脈硬化的日益嚴重，他聽從醫院的建議，做了換血管的手術，手術中去除掉已經老化，失去彈性且變硬的部分血管，並把小腿上粗壯的血管取來替代。

但問題是在於疼痛，因爲手術成功並不代表心臟的疼痛也會完全消除。依我多年行醫的經驗來看，百分之七十以上因動脈硬化接受血管更換手術的患者會抱怨手術後胸部疼痛，雖然比手術前好一些，但從胸部中間到賁門部位，就好像用力按一樣，會極爲疼痛，另外背部中間部位也會十分酸痛。

P也是因爲疼痛來找我的。

「雖然動了手術，但爲什麼疼痛還是沒有消失？我也問了醫生好幾次，是不是手術的時候發生什麼問題。每當這個時候，醫生只是重覆回答說有這個可能性，不能給我一個痛快的答案。」

爲了緩解P肩部、頸部的疼痛，以及背部和側腰部的疼痛，我首先選擇肩外俞穴和至陽穴進行針療。而疼痛是因心臟異常所引起的，所以我選擇了心氣流入的心俞穴、八會穴中作爲血會，也是主管横膈膜的膈俞穴、位於背部肩胛骨上端，深深凹陷的天髎穴來疏通堵住的氣。肺和心根據五行論的原理是相剋關係，屬火剋金。爲了同時調理心臟和肺臟，我對膏肓穴進行針灸，同時經由針療肩胛骨中央凹陷的天宗穴來助肺氣，並且治療肩膀痛症。最後，經由針療位於天宗穴上方的秉風穴來防止風邪侵入，因爲動脈硬化是引發中風的主要原因之一。

另外在兩側乳頭連線中央的膻中穴進行針灸治療，可以補心臟；在肚臍下方的氣海穴和關元穴進行針灸治療，可以補充元氣；在足三里穴和肘窩的曲池穴進行針灸治療，可以調理全身的均衡。

治療結束後，P的胸部和背部的疼痛完全消失，P感到十分高興。我勸P每天在家進行灸療。

「現在可能感覺疼痛都消失了，但是過幾天後，疼痛還會復發。因爲罹病太久，你的病需要更長時間來治療。每天在我告訴你的穴位進行灸療，就會逐漸消除胸部和背部的痛症，血液成分也會改善，血管也會逐漸恢復健康，絕對不會罹患防治動脈硬化或心絞痛等心臟疾病，因爲可以製造健康的血液和健康的血管。」

P說：「這不花錢，而且還能擺脫可怕的疼痛和手術，我什麼事情都可以做啊！」說完，P走出了診療室。

【第三章】

治癒疾病是針灸師最大的幸福

每個人都應該知曉針灸。

以前識字的人幾乎都將針灸視為基本知識，加以學習。

據說如果家人有輕微的疾病，幾乎不會去請醫生，

要自己親自治療，才算是一個真正的知識分子。

17 最好的醫術——灸

老爺爺帶著身體發高燒，一直在發抖的孫女來找我。孫女的身材十分瘦弱，面無血色，看起來非常孱弱。老爺爺一見到我就開始哀求：

「請您救救這個孩子的命吧！」

看來與我年齡相仿的這位老爺爺曾經是一家醫院的院長，退休後在住家附近開了個診所。根據醫院的診療，上國一的孫女罹患再生障礙性貧血，老爺爺帶著孫女幾乎跑遍了韓國所有名醫，但始終沒有治好孫女的病。

老爺爺說自己是在J大學P教授的介紹下來我這裡的。P教授在灸療的幫助下治癒了椎間盤突出，之後他一見到周圍生病的人就會推薦灸療，甚至自稱是一位灸療傳教士。

我仔細觀察了一下孫女後問道：

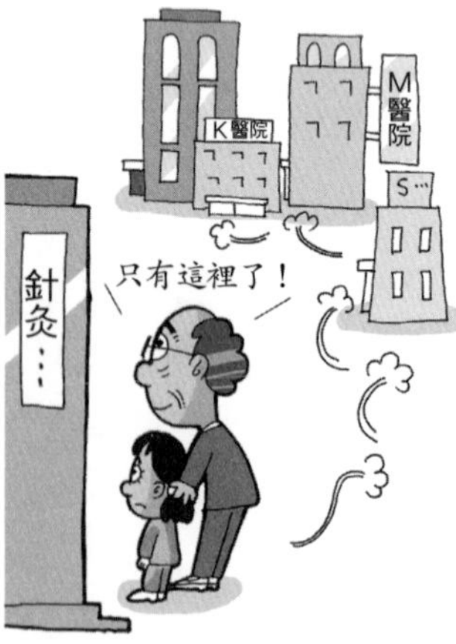

「是不是很挑食啊？」

老爺爺在孫女旁邊點了點頭。

患有再生障礙性貧血的人，有很多不能吃的和不喜歡吃的東西，疾病的根源就是這種挑食、偏食的習慣。再生障礙性貧血是減少造血能力的疾病。血液裡的許多成分，尤其是血小板不足會導致各種貧血症狀，出血時很難止血，還很容易得到感染性疾病。

老爺爺長長地嘆了口氣說道：

「孫女生病，我這個做醫生的，卻只能在旁邊看著，眞是鬱悶啊！頂多只能給她輸血……醫學眞的只能做到這樣嗎？」

「人類的任何醫術都是有限度的，不管是傳統醫術還是現代醫學都一樣。現代醫學主要是攻擊能用眼睛確認原因的疾病，對於眼睛看不到的疾病自然束手無策。而認爲防禦最重要的傳統醫術面對快速席捲而來的攻擊時，也有可能束手無策。」

同樣作爲醫者，我非常理解老爺爺的心情。我身爲醫術者，經常感到挫折感。大腦受傷成爲植物人，無法動彈的患者、受了重傷令人不忍卒睹的患者、突然猝死的患者……，每次看到病情嚴重的患者，我卻無能爲力的時候，眞想馬上整理行囊，進山隱居。看到疾病卻無法醫治

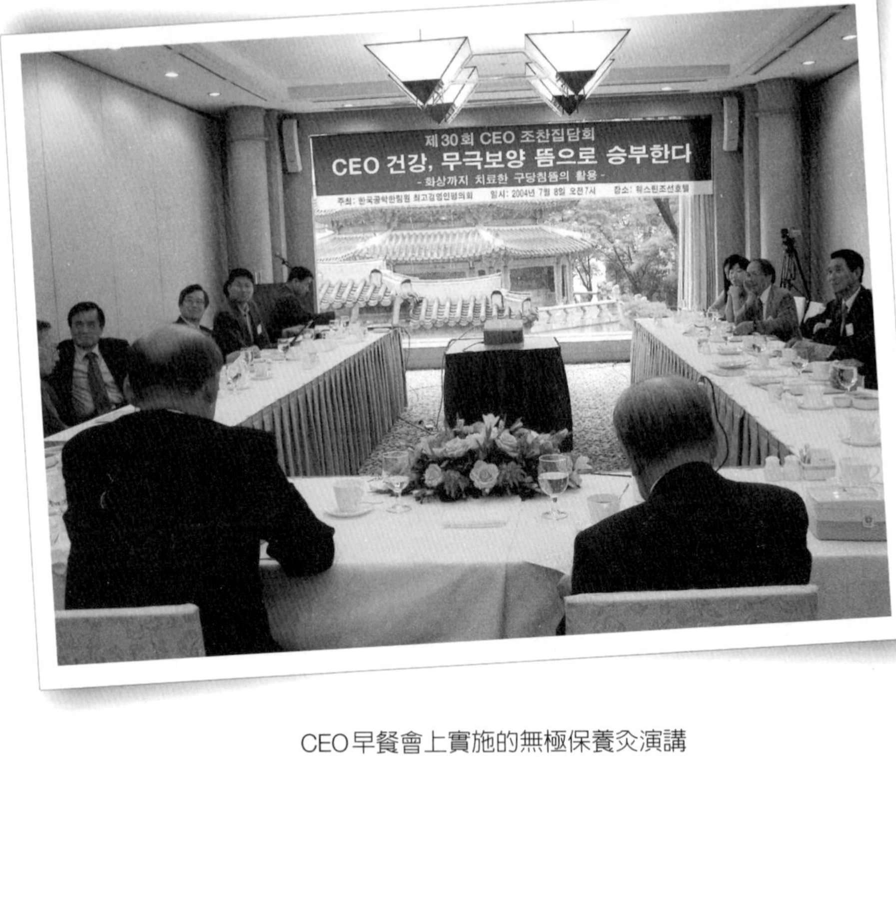
제30회 CEO 조찬집담회
CEO 건강, 무극보양 뜸으로 승부한다
- 화상까지 치료한 구당침뜸의 활용 -
주최: 한국공학한림원 최고경영인평의회
일시: 2004년 7월 8일 오전7시
장소: 웨스틴조선호텔

CEO早餐會上實施的無極保養灸演講

的我，還算是什麼醫者？或許這世上有能治癒這些疾病的方法，只是因爲我不懂，只能眼睜睜地看著患者痛苦……

老爺爺抓住我的手。

「我常常聽到關於針灸的事情，我還記得小時候曾經聽說過，年紀大了以後也越來越關注。您是非常著名的專家，所以我帶孫女來到了這裡。我雖然不太懂，但我認爲現在能救我孫女的只有灸了！」

「您判斷得很正確，您來對地方了！」

像再生障礙性貧血這種緩慢進行，而且是血液異常的疾病，灸療是最好的醫術。因爲灸可以給細胞添加活力，幫助血液循環，更可以改變血液成分。

日本醫學界在很久以前就已經研究證明，幾個月的灸療可以增加紅血球和白血球的數量，還可以增加使血液凝固的血小板數量，血液中的免疫物質也會逐漸增多。再生障礙性貧血是使血液中的血小板減少，身體出血時不易止血，致使血液逐漸不足的疾病，所以讓血小板增加的灸療是治療再生障礙性貧血的唯一方法。

我也握住了老爺爺的手，說：

「請您放心吧！您會看到只不過是用乾艾草製成的灸的偉大力量。」

老爺爺用力抓著我的手頻頻點頭。

孫女從初次月經開始就出很多血，幾乎持續了兩個月。因此，必須得先止血。子宮出血由主管生殖器的肝來管理，所以應在大腳趾指甲內側邊緣，即足厥陰肝經開始的穴道——大敦穴上進行灸治。一般情況下，在大敦穴上扎針或施灸，子宮出血會當場停止。但是，她的血小板也出現了問題，所以需要一個星期到十天左右的治療才能止血。治療期間，入針的部位也很難止血。

止血的同時還得造血。身體裡的五臟六腑就是生產工廠，可以造出身體所需要的營養物質和血液。同時，它們還是生產出能夠戰勝疾病的各種藥品的製藥工廠。所以，讓五臟六腑變得更加強壯就是一種治療。可是就算是有再好的設備，如果沒有材料，生產線自然無法啓動。製藥工廠運轉所需的材料是飲食，多進食也是最重要的治療。

首先要讓儲藏、消毒血液的臟器——肝變得更加堅實。所以，應在肝氣流淌的肝俞穴上施灸，以讓血液清澈；在位於腳背骨內側，讓肝原氣流淌的太衝穴上施灸，使肝的血液儲藏功能更加活躍。

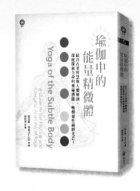

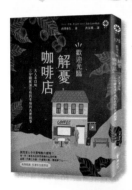

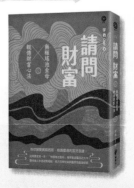

海奧華預言

第九級星球的九日旅程
奇幻不思議的真實見聞

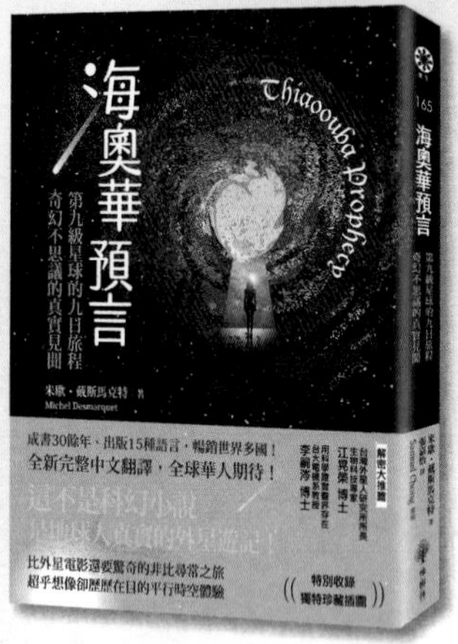

作者／米歇・戴斯馬克特（Michel Desmarquet）
譯者／張嘉怡　審校／Samuel Chong
定價400元

★ 長踞博客來暢銷榜、入選2020最強百大書籍
★ 榮登誠品人文科學類排行榜第一名
★ 知名Youtuber「老高與小茉」「曉涵哥來了」「馬臉姐」談書解密

疫情當前，我們可以為「母星地球」做些什麼？
滿足物質生活之外，靈性的提升是否才是關鍵？

一道神秘的天外之光，即將引領世人朝向心靈醒覺！

內容看似令人驚歎的科幻小說，卻是如假包換的真實見聞——作者米歇受到外星人「濤」的神秘邀請，去到金色星球「海奧華」，並將其見聞如實記錄成書、廣為流傳，讓讀者對「生命」、「靈性發展」及「科技文明」之間的關係有更深度省思。

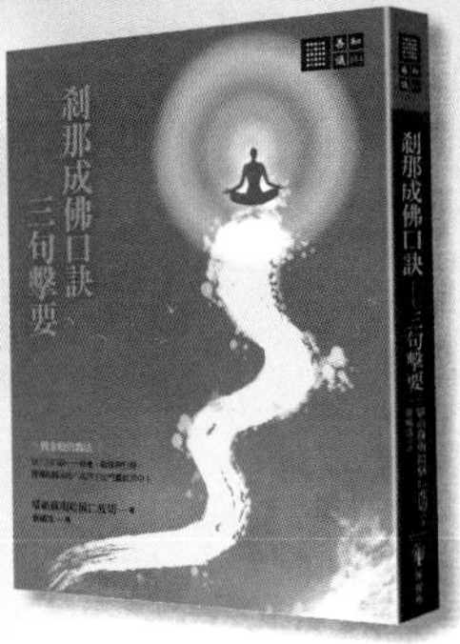

剎那成佛口訣

——三句擊要

作者／堪祖蘇南給稱仁波切（Busa Trulku，布薩祖古）　譯者／張福成
定價450元

純金般的教法！
以三句口訣—見地、觀修與行持
將佛陀開示的八萬四千法門囊括其中！

《三句擊要》教法源自極喜金剛，經由歷代祖師所傳承，至今加持力仍未消散。佛法學習者如具備「強烈的信心」「強烈的出離心」以及「純淨的誓言」，並依循「三句擊要」努力精進自己的實修，也能如歷代祖師般成就！

光在，心自在

——〈普門品〉陪您優雅穿渡生命窄門

作者／釋悟因
定價350元

觀世音菩薩究竟是男是女？性格又為何？
「普門」又是指什麼意思？
這些常存於世人中的疑問，都可以在本書中找到解答！

現代人生活忙碌，〈普門品〉的簡短易持是受大眾歡迎的原因之一，每天只要花個短短十分鐘讀〈普門品〉，就是心的修行！作者於書中藉由生活見聞闡述〈普門品〉經中真實義，讓讀者習得菩薩的智慧、重新審視及端正自己的心。

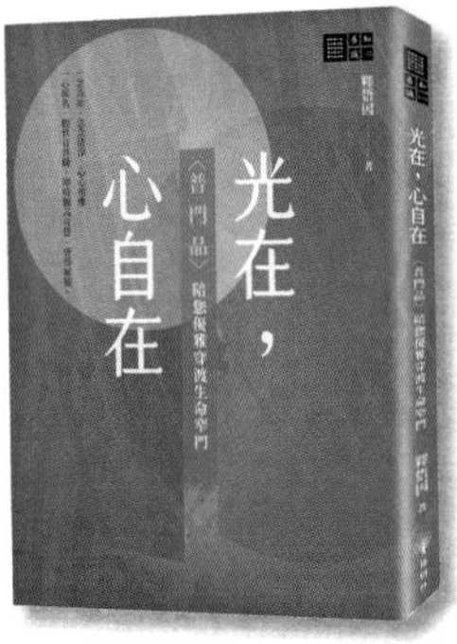

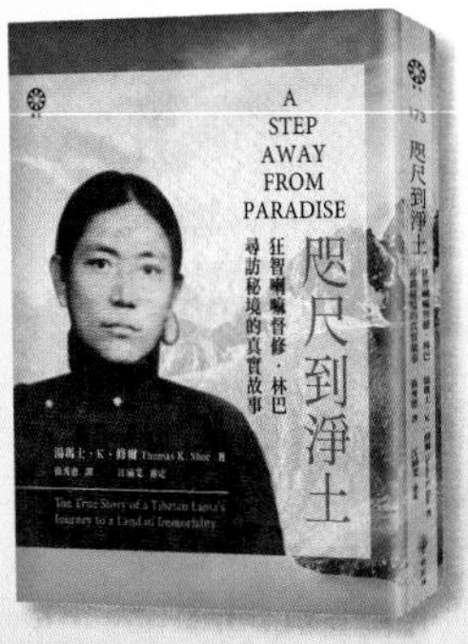

咫尺到淨土

——狂智喇嘛督修・林巴尋訪秘境的真實故事

作者／湯瑪士・K・修爾（Thomas K. Shor）　譯者／張秀惠　審訂／江涵芠
定價540元

很難相信，就在離我們不遠的年代，
竟然有此真實卻又奇幻的故事……

本書主角西藏伏藏師督修・林巴，於一九六〇年代來到錫金，預測有一處既富庶又和平、沒有疾病與痛苦，好比在淨土的地方，並因此吸引眾多弟子跟隨。讀者透過本書作者湯瑪士・修爾的筆得以窺視伏藏師的生活，同時也進入更深遠的藏傳佛法世界。

脾主管造血，所以需要在脾氣流入的脾俞穴上施灸，使脾變得更加健康。此外，生殖器出現異常，也容易使肺出現異常引發氣急症狀，所以要在肺俞穴上施灸，使肺變得更加健康。

血液不足會給心帶來負擔，使心發熱，所以需要在心包的經絡——手厥陰心包經的內關穴上施灸，以助心治熱。因爲是子宮出現了異常，所以要在肝、脾、腎三種經絡交會的三陰交穴上施灸，助肝、脾、腎並治療子宮。之後在大腸之氣匯聚之穴——天樞穴上施灸，使子宮功能通暢。

另一方面要達到全身的均衡。孫女現在已經是氣過度上升、血下降的狀態。因此，要經由灸療足三里穴來降低過度上升的氣，通過灸治雙臂的曲池穴來使血上升。最後，在肚子的中脘穴施灸，提升食欲，補充營養。

在治療過程中，老爺爺一直抓著孫女的手。孫女也許是知道自己罹患難治的疾病，所以並不畏懼針灸的治療。女中學生通常一聽到針灸，都會全身蜷縮。看到孫女這樣，老爺爺更加心疼了。

「孩子，灸可以治好妳的病，加油啊！我們一起努力。」

聽到老爺爺地鼓勵，我也爲她加油。

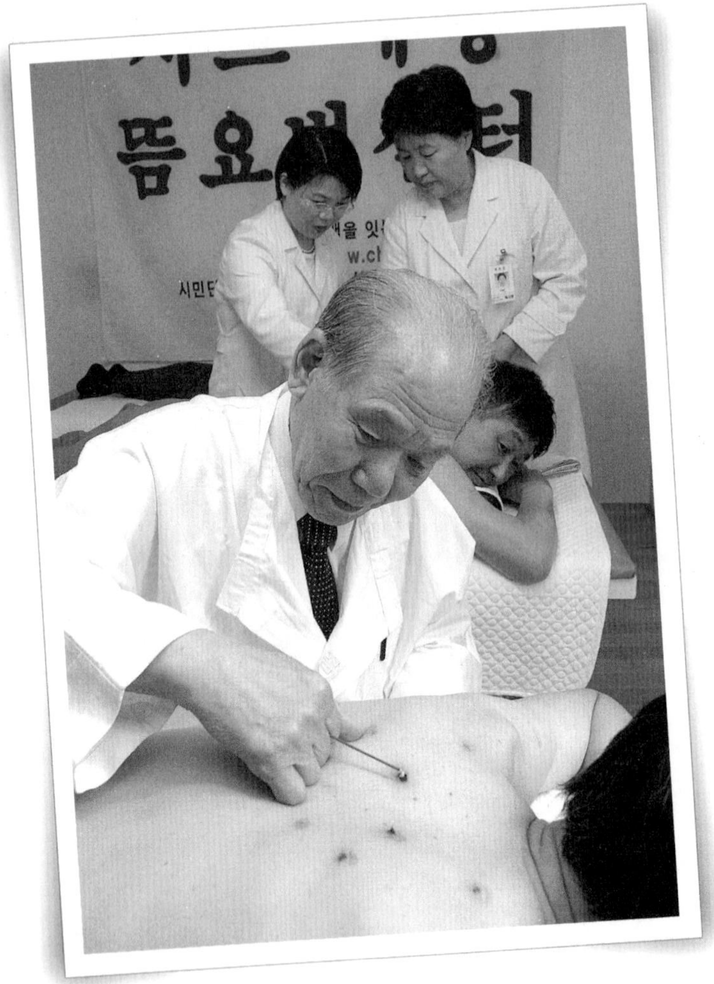

特別開設的嚴重急性呼吸道症候群（SARS）預防灸療中心。
灸可以保護家人和鄰里的健康。
現在世界衛生組織（WHO）公認三百種疾病可以用針和灸治療。

「妳知道別人都怎麼叫我嗎?他們都說我是沒有病不能用灸治好的人。相信我，聽我的話，好嗎?」

孫女微微笑了一下。

第二天，孫女的表情變得明朗多了。一起來的老爺爺說雖然知道灸的效果很好，但沒有想到這麼快就會見效，覺得非常激動。孫女昨晚睡得很好，整晚都沒有發燒，第二天早晨也醒得很輕鬆，說看到這些他感覺非常感嘆。老爺爺一整夜照顧孫女，徹夜未眠，但說自己一點都不覺得累，非常高興。

第八天，孫女小心翼翼地說血好像止住了。聽到這句話後，老爺爺興奮地抓住孫女的手喊道：「這次妳有救了!」既然已經止血了，那現在開始只要努力造血就行了。讓五臟六腑這個製藥工廠變得更加堅實後，再均衡地攝取食物和營養，血自然而然就會造出來了。現在開始要幫助孫女攝取食物，幫助消化。

我把灸療的方法教給了孫女的爺爺和父母，讓他們在家裡好好做治療。老爺爺堅信灸療可以救孫女的命。

「現代醫學的始祖希波克拉底曾經這麼說過：用藥無法治癒就用鐵來治，用鐵無法治癒就得用火來治，用火無法治癒就沒有辦法了。這是什麼意思呢？從現代醫學的角度看，鐵應該是手術設備，火應該就是雷射了。我過去一直這麼認爲，但是我現在才知道，鐵可能是針，火可能是灸。」

老爺爺不愧是老練的醫生，已經科學地掌握了灸的原理。灸是讓身體經受微小的燒傷，在人體中造出有藥效的物質，並使身體吸收。老爺爺因爲自己過去對灸漠不關心而惋惜不已。

在家開始施灸後的第十五天，老爺爺在綜合醫院檢查了孫女的血液後，跑來向我說明：

「我帶孫女到醫院檢查血液的時候，醫生看到灸痕立即向我發火，指責我說怎麼能讓一個沒法止血的患者留下傷口呢？我對他們說，我也是該懂都懂的醫生，然後那位醫師很不好意思地把嘴閉上。

「結果，您知道血液檢查的結果怎麼樣嗎？醫生搖頭晃腦的，什麼話都說不出來。我偷偷看了一下檢查結果，紅血球、白血球和血小板的數值都比上次檢查時增加了。哪有比這還開心的事情啊？那醫生一句話都說不出來。在現代醫學中，再生障礙性貧血屬於難治之病，所以醫生也無話可說。」

老爺爺已經深信灸的能力，但是看到血液結果時還是感嘆不已。

六個月後，老爺爺用灸治好了孫女的病。他救活了以前必須一個星期輸血兩次以上才能維持生命的孫女。看到血液檢查結果跟正常人一樣的那一天，老爺爺帶著兒子、兒媳婦、孫女來道謝，那個孫女的父母非常高興地向我致謝，並拜託我一件事情。

「這個孩子長大結婚的時候，一定要請您來當證婚人啊！」

我非常開心地答應了。

可是第二年，聽老爺爺說孫女在校內演講比賽中拿到第一名，之後就再也沒有消息了。雖然離現在已經過了好多年，孫女早就應該嫁人了，但是仍然沒有任何消息，但我並沒有感到遺憾，因爲我知道對患者來說，沒有消息就是好消息。

18 針灸師是移動式綜合醫院

那時是已經過去很久的一九五五年。一位中年女子小心地推開針灸診所的大門後問我：

「您是治好斷脖子骨的那位醫生吧？」她說的是哪一位病患呢？我正努力回想，那個女人又繼續說：

「就在這前面Y外科醫院住院的K還記得嗎？夫妻吵架的時候弄斷脖子骨的木匠K啊！」

我這才想了起來，原來是說性格怪僻的K木匠啊！K是與妻子吵架時按捺不住自己的脾氣，用頭去撞牆壁，頸椎骨折後在我的針灸診所附近的Y外科醫院住院的患者。當時他胸部以下全部麻痹，我到醫院爲他做了針灸治療，K的病情有了很大的好轉。

「我們家孩子他爸也正在Y外科醫院住院，病卻一直治不好，我們只好出院回家了。但是那個醫院的患者們說我丈夫的症狀和K十分相似，要我來找您，所以我才過來的。」

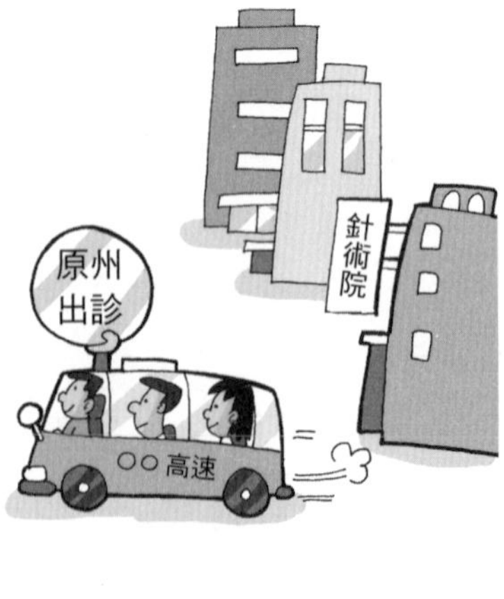

中年女子說自己的家住在原州，求我到原州出診。我有些猶豫，因爲當時轎車還不是很平常的交通工具，必須搭乘大眾交通工具，但是當時的大眾運輸不像現在派車時間短、班次多。我也不能離開針灸院太久，所以考慮了好久。但是夫人懇切的請求又讓我無法拒絕，最終還是答應了出診。

幾天後的星期天，我來到了患者的家，患者P是位照相師，擁有一家有相當規模的照相館。因爲照相館位於女子高中附近，所以P攬下了這所學校所有正式的校方活動，經常會在開學儀式、運動會、春遊等活動負責拍照。有一次修學旅行時，他作爲專屬照相師也跟著學生們去了，結果途中學生和P搭乘的巴士發生翻覆的大型交通事故，P在事故中頸椎骨折，造成了現在的全身麻痹。

我到原州看到P的時候，發現他已經是現代醫學放棄的狀態。他接受了好幾次頸骨手術，脊椎完全麻痹，大小便無法自理，P的身體早已是千瘡百孔，渾身都是手術縫合的痕跡，褥瘡一直在流著膿水，身上插了導尿管、排便管、排泄袋。不知是幸還是不幸，P的意識還非常清楚。

看著P的狀態，我在心裡嘆了口氣。沒有辦法。他和木匠K不一樣，P沒有可能再站起來了。交通事故已經過了很長時間，而且接受了好幾次頸骨手術，已經失去了原來的形狀。其中一個嚴重受傷的頸骨已經被去除了。我猶豫了一會，還是決定把實情說出來：

「很困難，再次站起來行走應該是不可能了。」

P的妻子感覺就像天快要塌下來一樣，傷心地哭了起來，P也只是靜靜地待在一旁。過了好一會，P終於開口。

「我知道了，那請您減少我的痛苦吧！」

我在P頸骨凹陷的位置找到阿是穴，在上面施灸。外傷是皮肉傷，與五臟六腑生病時不同，因此阿是穴非常重要，在受傷的腿和疼痛的部位尋找阿是穴是治療的核心。

骨頭由腎主管，所以我找到腎臟之氣流淌、匯聚的腎俞穴施灸；然後在陽陵泉穴上進行針灸治療，這是因爲陽陵泉可以補益連接骨頭的筋肉之氣血，並且是筋氣匯聚的地方。同時，在主管骨頭和骨髓的懸鐘穴上施灸。

P在插導尿管時留下了兩處傷口。第一次插得不準，所以把管拔掉後重新插了一次。第一次插管的部位沒能癒合，一直在流膿，令人不忍卒睹。我先在第一次穿孔的部位和管的連接處施了灸，接著在褥瘡嚴重的部位周邊也進行了灸治。

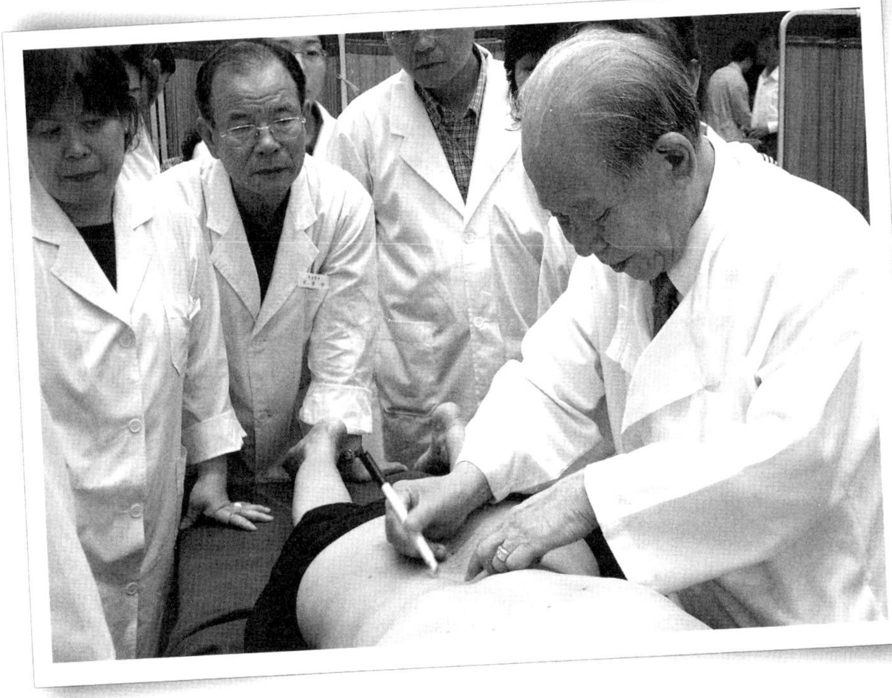

直接示範決定灸療穴位的方法給針灸義工們看。

不懂灸的人會認爲傷口都已經在流膿了，怎麼會又製造出一個傷口，所以不放心施灸。但眞的很神奇的是，施灸造成的傷口不會蔓延開來。偶爾有一些皮膚非常弱的人或者是在炎熱的夏天，施灸傷口會稍微感染，但化膿都不深，也絕不會蔓延開來。

P的主治醫師生氣說道：「只要有傷口就擔心不會好，怎麼可以故意弄出傷口來呢？」「如果再這樣不聽話，繼續施灸的話，我就不醫了，請你們出院吧！」家屬們沒辦法，只好要我別施灸，只是用針療。可是一停止施灸，原本已經快結痂的傷口又開始流出膿水。我說：「你們看吧！施灸絕對不會造成問題。」醫生也只好無言地搖頭，後來P也才可以繼續接受灸療。

在爲P治療的過程中，我留在原州的時間漸漸地多了起來。平常我沒有辦法進行治療，只有在星期天到原州去，然後再回首爾。患者們聽聞我的治療效果後，一個接一個不停地過來看病。就這樣拖到星期一、星期二、星期三才回首爾。後來我索性把針灸診所搬到了原州，從週一到週六照顧病患，每週日才回一趟家。不知不覺這樣的生活延續了七年之久。我沒想到會在原州待那麼長的時間，孩子們都在上學，所以也不能輕易搬家。

那時距今已是四、五十年前的事了，所以當時我是四十歲左右。拋下妻小，一個人離家，還發生了不少趣事。一件從患者那裡聽到的事，讓我苦笑不得。不為別的，傳言說我不能行人道，後來才知道傳言的眞相如下：

經常來找我治療的患者中，有一位年輕貌美的寡婦，因爲對我太過溫柔，我偶爾會覺得有點奇怪，但也以爲這就是她的天性。後來聽護士說，原來她對我有好感。雖說只要是男人都會喜歡女人，但我在首爾有妻有子，我不能這麼做，而且也有些害怕。好事不出門，壞事傳千里。一回生，二回熟，只要看對眼了，有什麼事情做不出來？我也看過不少針灸師因爲和病患發生不正常的關係而家破人亡，所以我始終裝作不知道。後來的傳言就是：是不是不能行人道啊？可是久而久之，我也眞的被敘述成不能行人道的男人。

有一次發生過這樣的事。有一個男人總是默默地看著我進行治療。現在酒精棉球當然很普遍，針灸院也像醫院一樣非常乾淨，但當時並非如此。那時我只是擺著一張診療台，上面鋪著白布，然後用酒精棉球消毒入針的部位。

有一天，結束治療的患者問我：

「大夫，懷疑您，我很對不起。」

「懷疑？」

「因爲您的針術太好了，所以我有些懷疑。」

「什麼樣的懷疑呢？」

「在這裡做針療，疼痛的地方立刻就好了。所以我前不久拿了這裡的酒精棉球回家，我有個認識的人在大醫院工作，所以我拜託他，讓他檢查一下，棉球裡面是不是有鴉片或麻藥。如果不是的話，那麼疼痛的感覺怎麼可能立刻消失？我眞的不了解。」

我哈哈大笑。拜那個男人所賜，我又成爲厲害的人，另一方面卻覺得有點傷感。因爲我再一次了解到大家對針灸的無知有多嚴重。

這些感謝、誤解、傳言四起的原州生活，在一九六一年五一六軍事政變以後，隨著廢止了針灸師制度，我也結束了在原州的生活。我爲了參加針灸師制度恢復運動，回到了首爾。

19 美麗的祕訣來自針灸

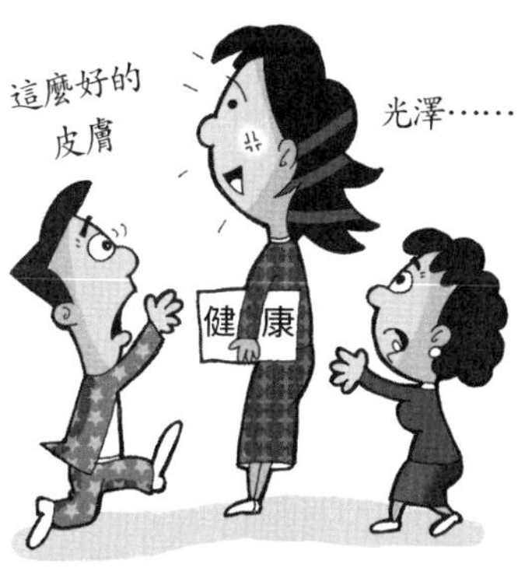

美人的膚色非常好，皮膚細膩、光滑、滋潤。漂亮的容貌也是因爲有好皮膚相襯。如果皮膚好、有光澤，幾乎沒有長得難看的人，而即便五官再端正，如果皮膚不好，看起來也不會太漂亮。

所以皮膚對影響人的外在美是極大的。光滑、充滿生機的皮膚，會使人美麗並充滿活力。要想擁有好皮膚，就需要使血液循環暢通；想讓血液循環暢通，就必須要有健康的身體。這就是埃及艷后克麗奧巴特拉美麗的祕訣。克麗奧巴特拉的美容法將焦點置於讓皮膚變美麗，也讓血液循環暢通。所以她創造了獨特的沐浴法，加上按摩和指壓法，都是非常重要的方法。

按摩和指壓法跟針灸學上的經絡、經穴原理十分類似。所以，如果想變美麗，在去整容醫院之前，其實應該先來找針灸師。變得更加美麗及變年輕的祕訣其實掌握在針灸師的手裡，這聽起來可能有點不可思議，但現在社會上說的變美的祕訣或者變年輕的祕方其實都以針灸醫學的經絡治療為基礎，所以變年輕、變漂亮最根本的方法可說就是針灸也不為過。

臉部皮膚粗糙的時候觀察一下，脖子是否酸痛或有肉瘤？脖子如果有肉瘤的話，臉部的皮膚是不是變得很粗糙？

臉部皮膚如果粗糙，脖子上一定有肉瘤，我敢肯定地這麼說。原因在於那是經絡流淌的通路。脖子是連接臉部的經絡要道，所以如果脖子上有肉瘤，在臉部就會發生循環障礙。而脖子的筋肉如果鬱結或者酸痛，經過筋肉之間的神經、血管或淋巴管會受到壓迫，從而引起血液循環障礙或自主神經障礙。

所以如果想擁有一張漂亮的臉蛋，就必須解開脖子上鬱結的肉瘤，使經絡流通變得更加通暢。用手指輕輕揉搓或用指壓解除脖子酸痛也會變好，但使用針灸來調節經絡流通，是更加完善的方法。大家經常認為按摩或指壓很簡單，但其實需要很大的毅力。人們往往不懂，事實上，針灸反而是更簡單、舒服的方法。

在酸痛的脖頸上方的天柱穴上入針，脖子的酸痛就會慢慢消失。想要使臉部血液循環暢通，選擇手肘的曲池穴針療最為有效。如果再配合針療對臉部有效的足三里穴和大拇指與食指

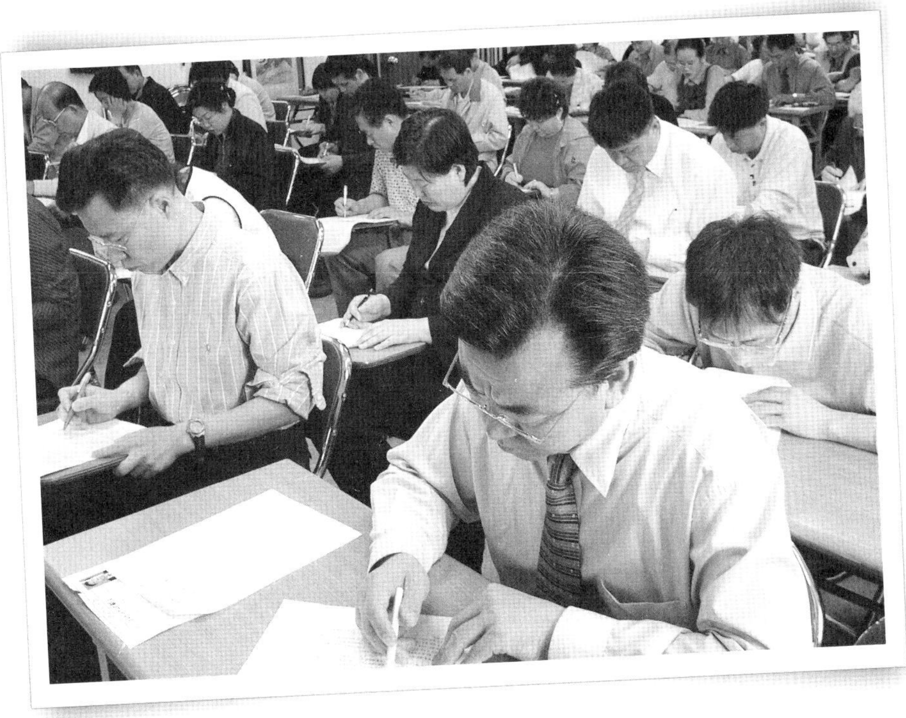

〈灸愛〉主辦的灸療法師資資格考試

之間的合谷穴，效果會更佳。

皮膚經常受大腸的影響，最好的穴位是肚臍旁邊的天樞穴。天樞穴是大腸之氣匯聚的穴位，不僅可以讓皮膚變好，還可以預防便秘；如果想讓皮膚的營養狀態變好，胃氣匯聚的中脘穴可以促進消化；位於肚臍下方，乃小腸之氣匯聚的的關元穴可以幫助皮膚吸收營養；肚臍下方的氣海穴可以提升原氣。

在位於背部，乃肝氣經過的肝俞穴針療，可以起到把對皮膚有害的毒素加以解毒的作用；在腎氣經過的腎俞穴針療，可以排毒；針療腎俞穴旁邊的志室穴，可以促進荷爾蒙分泌；掌管變年輕的祕密的穴位是手腕的養老穴，此穴可以維持皮膚的彈性。

二十五、六歲的H小姐就是因美容而來找我的年輕女性之一。但是她一開始並不相信針灸對美容有效，而且來我這裡也不是爲了美容，但我一直告訴她針灸治療會變漂亮。

女性的美麗從何而來？就是從子宮而來。女性一旦有了健康的子宮，疾病就會遠離，美麗也會由內而外散發出來。因子宮疾病引發月經不順、經痛和更年期障礙來找我治療的女性，通常都有憂鬱症或皮膚粗糙的症狀。但是用針灸讓子宮變健康之後，月經不順、更年期障礙等症狀都會消失，原本憂鬱的心情會變舒暢，皮膚也會富有彈性。

我考慮到H是未婚女性，所以治療時以針療爲主，在灸療的部分，只在能讓子宮變得更加健康的下腹部中極穴上施灸。雖然只是半顆米粒大小的灸痕，但我還是非常小心。不過，剛開始的時候，H小姐連中極穴都不肯讓我施灸，因爲這個問題我們稍微發生了爭執。

「施灸的話會留下疤痕，很難看的，非施灸不可嗎？」

所有的女人都不希望在自己的皮膚上留下任何痕跡，H小姐也不例外。但是，要調血的話，施灸是必不可少的。

「妳聽過爲了大的目標，得犧牲小的目標這句話吧？灸痕只是半顆米粒大小，但能對血液成分產生變化，讓身體變得更加健康。在灸療的部位雖然難免會留下灼傷痕跡，不會太好看，但看起來也絕對不會太可怕。而且如果因爲那小小的灸痕可以讓身體的其他部位變得更加漂亮，這點犧牲我想也是很值得的。相信我的話施灸，妳的病不但會康復，還會變漂亮。妳身邊的人一定會先看出來跟妳說的。」

針灸治療一個星期後，H女士沒有出現經痛現象，順利地度過了經期。我建議她回家後繼續在中極穴上施灸。

「在中極穴上繼續施灸，子宮會變得更加健康，各種子宮疾病也會消失，其他大病也會遠離妳，妳的皮膚也會變得更加漂亮，試試吧！」

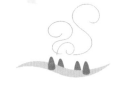

兩個月後，H小姐滿臉笑容，再次來到了我的面前。

「醫生，和您所說的一樣，人們都說我變漂亮了。」

「看吧！我是不是說過進行灸療，就會知道了？」

只要是按我的話進行灸療，馬上就會知道施灸有多麼好，也會喜歡上灸療。H小姐告訴我，她不再痛經了，身體也變得非常輕鬆，心情也很愉快。她還問我，想要變得更漂亮的話，還需要在哪些穴位上施灸？我問她：「要是以後新郎不喜歡妳的灸痕怎麼辦？」她很乾脆地回答我：

「我不需要視美貌比健康更重要的新郎。」

20 治病以後半夜逃走

偶爾旅行的話，會發現針和灸眞是太好了。對於以針和灸取勝的針灸師來說，只要有一盒針和一把灸，去世界任何角落也不用擔心。所以人們常說，針灸師是會走路的綜合醫院。

那是在江原道旅行時發生的事情。整天過著被患者圍得團團轉的日子，偶爾我會想到外面的世界去看看，於是去了外地旅行。

傍晚時分，過了橫城郡，來到了一個村莊入口。我在村口商店休息了片刻，順便向店主打聽晚上可以留宿的地方。就在這時，我看到商店女主人臉孔扭曲。

「那個人一定是哪裡不舒服。」

我忍不住問了她到底哪裡不舒服。

「牙齒實在太疼了，連飯都吃不下。」

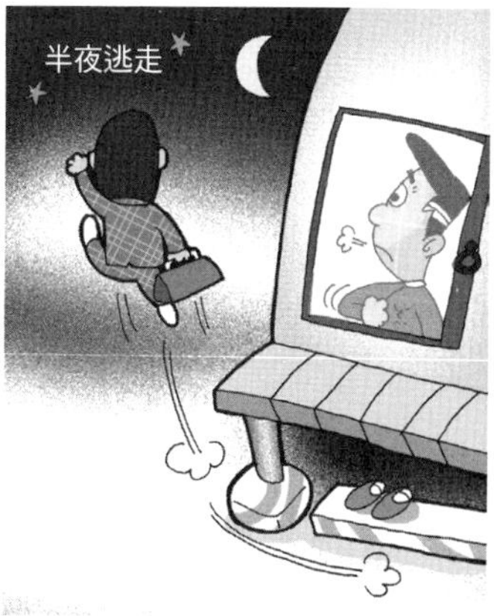

看著她這麼難受，我有些不忍心，便想爲她治病。

「大嬸，我可以用針去除您的牙痛，想試一下嗎？」

那個大嬸一聽到針這個字，嚇得把身子縮成了一團，急著避開我。但在旁邊的大叔高興地問我是不是針療的醫生。他說：「要是能不再聽見她喊牙痛，我就別無所求了。拜託讓她停止牙痛吧！」大嬸想了一會後說：「針療要是不疼的話，我就試一試。」

「只要能讓煩死人的牙痛消失，我什麼都願意做……可是我實在太害怕針了，怎麼辦？」

「大嬸，您別害怕針療會痛。說針療疼都是很久以前的說法了。現在不會感到疼痛是針術的基本。」

去除牙痛等疼痛是針療中最基本的效果。上齒疼痛時針刺經過上齒部位的經脈——足陽明胃經的代表經穴，即膝蓋下方的足三里，另外再找到腳腕前側的解谿穴入針，解谿穴可停止疼痛。同時還要配合疼痛部位的顴髎穴、鼻翼旁的巨髎穴和耳垂後面的翳風穴進行針療。下齒疼痛時針刺經過下齒部位的手陽明大腸經中鎮痛效果極大，即位於手背的合谷和手肘的曲池穴。再配合疼痛部位的頰車穴、耳朵旁邊的下關穴和耳垂後面的翳風穴進行針療。

做完針療後，大嬸的表情變得明亮多了。疼痛已久的牙痛突然消失反而讓她感到有些奇怪，她睜大眼睛看看周圍。

「哎呀，眞的好神奇啊！」

大嬸對在旁邊一直看著的大叔如此說道，大叔也反覆詢問牙痛眞的消失了嗎？他確認了幾次之後，突然變成了患者，說腰疼，站不直，求我也給他扎幾針，並把我留在他家裡過夜。恰好我也在尋找留宿的地方，索性就在他們家裡叨擾一晚，也順便給他們治病。

大叔扎完針後，腰痛完全消失了，非常高興。不一會他似乎想起了什麼，拉著我說，要我馬上跟他一起出去救人。原來這個村莊有一位姓崔的大嬸得了重病，命在旦夕。大叔認爲我只要插根針就能讓疼痛完全消除，說我神通廣大，一定會有辦法救崔大嬸。

崔家在村裡是名門望族。大叔先行進屋，沒多久，大叔和主人崔先生一起出來。

「求求您救救我妻子吧！」

不知道是從商店大叔那裡聽到什麼，崔先生把我拉進內屋，崔先生一邊告訴我他妻子生病的經過，一邊嘆氣。他說：「醫院診斷是惡性貧血，已經沒有辦法了。爲了治好妻子的病，他們想盡了一切辦法，服用過最好的藥，請過有名的道士、女巫，能做的都做過了。

「只要能治好她的病，我願意送給您幾千坪地作爲報酬。」

崔先生用懇切的語氣對我這樣說，他不願意放棄任何一點希望。雖然大家都說我很厲害，但將死之人是不可能救活的。只要不是絕症，用針和灸治療就會立刻見效。跟著崔先生進了內屋後，我看到了患者崔夫人。

崔夫人非常瘦，瘦得讓人觸目驚心。我首先查看了一下崔夫人的病是否還有希望救治。經由位於腳背上的衝陽穴可以診出胃的狀況，若在衝陽穴無法診出脈象，就意味著凶多吉少了。萬幸的是，崔夫人雖然很瘦弱，但是還能診出脈象，她仍有治癒的希望。

治療惡性貧血，灸是最有效的方法。施灸可以大大提高人體的造血功能，每天施灸，快則可以在一個月左右恢復正常的血液成分。

爲了均衡全身的氣血，我選擇了手臂的曲池穴、足三里穴和匯聚胃氣的中脘穴施灸。之後又在位於胸部，心氣匯聚的巨闕穴、位於背部，肺氣流淌的肺俞穴、肝氣流動的肝俞穴、背部腰際，匯聚腎氣的腎俞穴施灸，以提高五臟的功能。此外，女人的病根多在子宮，所以選擇了可以讓子宮變得更加健康的三陰交穴、中極穴和水道穴施灸。由於患者有腹瀉、腸出血的症狀，在大腸之氣匯聚的大腸俞穴上進行了針灸治療。

第二天，崔夫人持續已久的腹瀉停止了，燒也退了。三天後，她恢復了食欲，不再喝米湯，可以開始吃一點飯，而且體力也慢慢恢復。以前好像在等死一樣，只能整天躺著，現在開始可以做輕微的活動了，崔家的氣氛也頓時活躍了起來。這個消息也立即成了村裡的新聞，患者慕名而來，崔家的廂房也更加熱鬧了。

我本來打算只住一晚，但爲了給崔夫人治病，停留了三天，再給蜂擁而至的村民治病又多花了兩天時間。最後我好像半夜逃走一樣，在黎明時分離開了那個村子。人們接踵而至，連距離很遠的村子都聽到這個消息，患者紛紛前來，這讓要送我土地的主人崔先生很不舒服，甚至最後一天晚上，他連我還沒睡著都不知道，在隔壁的房間頻頻抱怨「該死的東西、該死的東西」。

後來才聽說崔先生是因爲自己反悔，怪自己沒有信守承諾，所以才自責自己是該死的東西。通常家裡有重病的人因爲心急，都會不經醫生同意，做出各種承諾。等到情況改變之後，卻又希望這個約定無效。

要是我按照承諾全部收取報酬的話，我早就成了大富翁了。可是我從來沒有接受過這些過分的報酬。雖然也沒有人給我，但如果有人想給我，因爲不是適當的代價，我當然不會接受的。

21 針灸是止血的好方法

這是我為南邊小島上的居民們進行免費治療時發生的事情。去往珍島附近觀梅島的船上，我看到一個女人嘔吐得非常厲害，看起來十分難受。起初我還以為她只是嚴重暈船，但仔細一看，這是懷孕嘔吐症狀。

「做一次灸療就會停止……」

我心裡這麼想著，於是向那位年輕的女人走了過去，並自我介紹說，我是個針灸師，可以幫她施灸，因懷孕引起的嘔吐就會立刻停止。但是，那位女士馬上搖手拒絕，說她曾經聽說孕婦針灸會出大事的。

那一瞬間，我非常失望。她對針灸實在是一無所知，知道的只是針灸很可怕、會出大事、會很痛的謠言。究竟是誰讓針灸變成這樣的呢？若針灸真的像謠言說的一樣那麼可怕、會出大

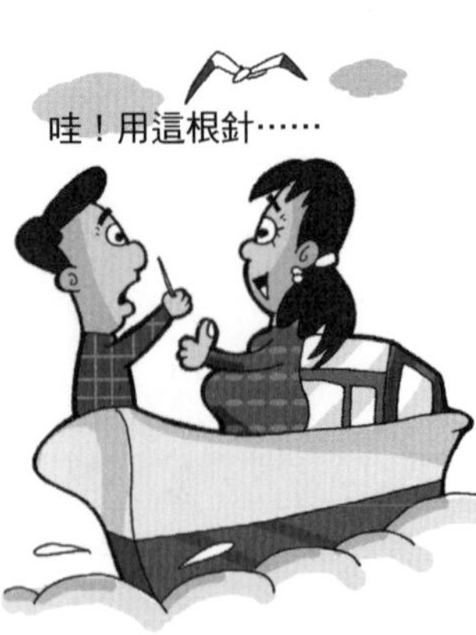

事、會很痛的話，這樣的醫術怎麼可能會流傳幾千年呢？除了針灸以外，又有哪一種醫術能在數千年期間，經由數不清個病患的臨床經驗，證明並發展其效果呢？現在地球上的各種醫術中，沒有一種醫術像針灸一樣，經由長久歲月、數不清的病患，證明其沒有任何副作用。

因此對於凡事應該小心、很多事情都不能做的孕婦而言，針灸應該是最需要感謝的醫術。孕婦因爲擔心副作用，連藥也沒辦法安心吃，生病時，只能自己忍耐下去。對這樣的孕婦來說，能夠減輕痛苦的針灸簡直是上天賜予的祝福。

我對那個年輕女士說明了很多，因爲我爲了幫助她，必須讓她了解針灸才行。如果她確實了解了針灸，那麼像她這種懷孕嘔吐的症狀不到一分鐘就能消除。可是我一方面又覺得，想幫助她還得讓她了解透徹，這讓我十分鬱悶。嚴格來說，想幫助別人也不是一件容易的事，尤其是要用針灸幫助那些對針灸有錯誤認知的人更是困難。

聽完我的講解之後，曾經猶豫的她也許是再次出現想嘔吐的症狀，整張臉變得扭曲不堪，勉強忍住嘔吐。過了一會，她終於請我給她治療。

我在年輕女士心口下方的巨闕穴上施灸，選用半顆米粒大小的艾灸七壯，她立刻說感到舒服多了。

「噁心的症狀眞的消失了。」

年輕女士開心地說道。在旁邊無言圍觀的人們也頻頻點頭，都覺得我很神奇。

不知是不是因爲這件事情，我一下船，才剛剛打開行李，就有很多患者開始找上門來了。最先來的老人捂著左邊的耳朵而來，老人說感冒後得了中耳炎，一直流著膿水。流膿水用針灸可很快停止，我在老人兩側耳朵後的翳風穴上深深地扎了一針。二十多分鐘後，我抽出針，看了一下老人的耳朵，裡面的膿水已經開始乾了。老人感覺耳朵不疼了，感覺慢慢乾掉，就急忙轉身回家。我叫住老人，想要告訴他在家裡也可以做的灸療。但是，老人急忙邁出門檻後大喊：

「眞是來了位神奇的道士啊！我得馬上把我的老伴兒叫過來。」

老人剛出門，就進來了一位老奶奶。老奶奶一直在咳嗽，背上還背著孫子。老奶奶說喉嚨很癢，總是想咳嗽。背上的孫子睡著，而且還在老奶奶背上流著口水。

我把老奶奶的耳朵稍微往上拉了一下，老奶奶馬上停止了咳嗽。我手一鬆開，過了一會，又開始咳嗽了。再往上拉就會停止，放開就會咳嗽。老奶奶仰望著我說：

「醫生眞是奇人啊！光拉一下耳朵也能讓人停止咳嗽。」

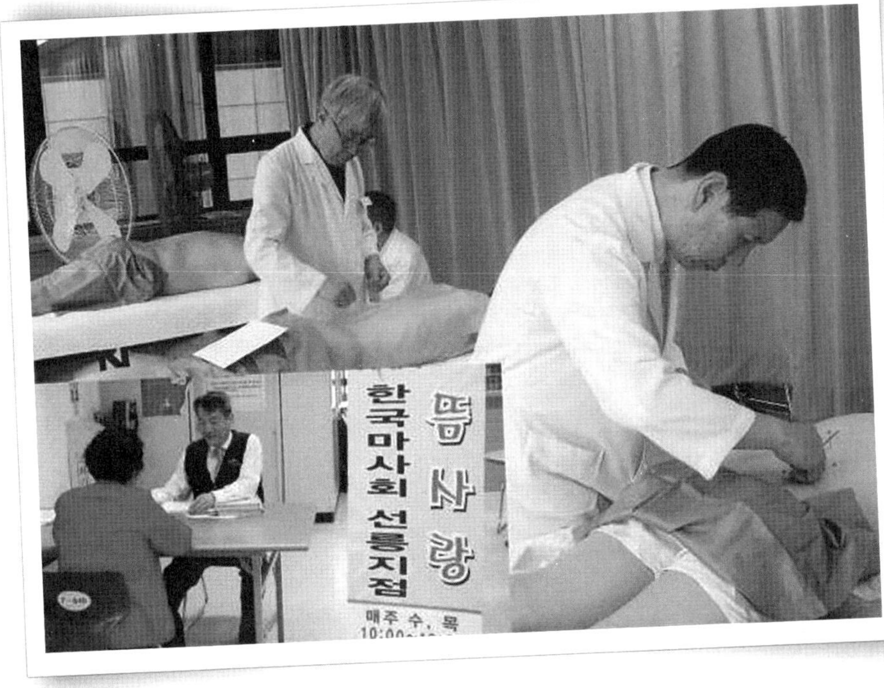

〈灸愛〉善陵義診室。
國會、監察院、大企業、韓國馬師會等公共機關認為隨人口老齡化，
針灸義診十分需要，〈灸愛〉也積極參與活動。
〈灸愛〉從一九八四年成立至今，沒有發生過一件醫療事故。

肺和支氣管沒有任何異常，嚴重咳嗽的原因在於喉頭。喉嚨很癢，一直乾咳時，在耳朵后側的翳風穴和顎下的廉泉穴施針，會立即見效。我怕老奶奶的咳嗽過一段時間後會復發，所以我告訴她只要在咳嗽時，往上拉一下耳朵，就會給治乾咳的特效穴——翳風穴刺激，可以緩解症狀。

之後，我又幫老奶奶的孫子治療一直流口水的症狀，在小孩子嘴兩側的地倉穴和嘴下方的承漿穴入針。小孩子睡得很香，入針時只是微微顫了一下，沒有醒來。針療之後，小孩子嘴邊的口水立刻乾了，沒有再流出來。

針灸對島上居民的療效很明顯，也許是因爲沒有得到醫療照顧，沒有生出抗藥性，所以普通的慢性疾患或難治病只要針灸一次就能見效。這種針灸一次就能見效的心情眞的很棒，我覺得很滿足，這種喜悅有誰能夠體會？另一方面，我也爲了爲什麼不早點來而自責。

快到晚飯時間時，有一位大嬸坐在手推車上來到了我的住處，這位大嬸突然出現的子宮出血無法止住，已經快要昏迷了。離陸地如此遠的小島上出現急症患者確實是一件大事，這裡離陸地的大醫院很遠，交通也不方便，去醫院的途中患者就有可能喪命。

原本要回家吃晚飯的人又重新聚集起來。推著手推車把大嬸送過來的大叔看起來十分著急，不知道怎麼辦才好，周圍圍觀的人群也開始緊張起來。人們都不知道灸還有止血的功能，大叔只是情急之下，帶著僥倖的心理把大嬸送了過來，其實他不知道自己此舉是非常明智的。

灸可以立即爲女人止住子宮出血。只要在大腳趾指甲邊緣外側的大敦穴上施灸，再嚴重的出血也會得到緩解。我施灸沒過幾分鐘，大嬸的血就止住了，人們都瞪大了眼睛。通過簡單的灸療，就能治癒一個急症患者，確實是一件非常神奇的事情。

要是所有人都能知曉灸療對止血有奇效，那該是一件多麼值得慶幸的事啊！灸療不只能止血，連出血的根本病因也可以同時得到治療。

例如，因痔瘡出血時，在頭頂的百會穴上施灸，出血症狀就會停止。如果直腸出血狀況嚴重，大便的時候只要一用力就會導致直腸大量出血，這時在百會穴上施灸，也可以到達止血的目的。痔瘡或直腸出血的復發率很高，很難根治，對於這種疾病最有效的治療方法就是在百會穴上灸療。治療時間因人而異，短則一個月，長則需要三、四個月持續施灸，則可以獲得完全治癒。

把蜂擁而來的病人治療完之後，夜已深沉，就在我剛要準備睡覺的時候，一個五歲大的女孩被人背了進來。小女孩得了感冒，正發高燒，而且還在不停地說夢話。灸在退燒方面也有奇效。無論燒得多高，只要在背部的風門穴施灸，就可收到退燒的效果。我給小女孩施灸後，她果然退了燒，臉色也明顯好轉起來。小孩子甜美的笑容讓我忘記了當天的辛勞。

我在小島訪問治療結束後的歸途上也碰見了一個患者。坐在巴士後排的一個中學生突然流起了鼻血。一般人在流鼻血時的第一反應就是把頭往後仰，醫生叫大家不要這麼做，但人們還是認爲這是止住鼻血的最佳方法。

其實針灸可以簡單地止住鼻血。大致上，鼻血都是只有一側破裂，在鼻血流出部位相反側手臂上的郄門穴入針，鼻血就能立即止住。其他乘客都感到非常驚奇，都分別說了一句話。而我也加上一句：

「出血、發燒、疼痛只要插一根針、灼一次灸就會停止，你們嘗試看看。」

22 磨牙、打呼、淋病、寒症等也是一針見效！

「晚上睡覺的時候磨牙也能用針灸治好嗎？」

針灸院附近一家茶館的老闆娘這麼問我，她即將結婚的女兒有磨牙的習慣，所以特別擔心在她新婚之夜因爲磨牙被趕出門。

想接受治療的話，就應該說「請您治療」。

「能治好嗎？」這是什麼話？所以我故意跟她作對。

「民間有種偏方說磨牙時用力打耳光就可以治好，您沒聽說過嗎？」

實際上，這種方法有一定的道理。睡覺時磨牙是由於連接上牙床和下牙床的部位痙攣造成的。所以，需要給這個部位強烈的刺激，讓痙攣停止。針灸治療也是根據這個原理，用針調節神經，從根本上治療病症。

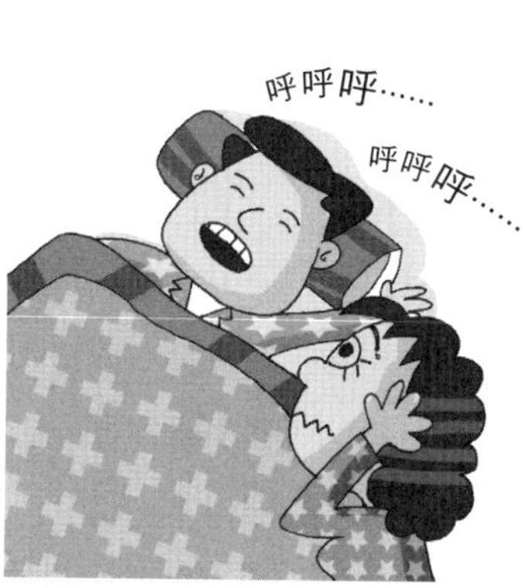

治療磨牙是以痙攣部位爲出發點的，這個部位就是位於耳前，在張、閉口的時候骨頭牽動的下關穴，在下關穴入針的話，磨牙可以立刻得到治癒。

幾天後，那位大嬸和她女兒一起來接受治療。那位小姐也許是硬被拉來的，表情有些不情願，所以我說了她一句。

「妳如果不來找我治療，也許到妳出嫁爲止，每天都要挨妳媽媽的耳光。」

小姐心想這是什麼話，眼睛睜得老大，她母親則無聲地笑著。

下關穴也是治療打呼的特效穴。如果仔細觀察打呼的人，會發現他們都是張著嘴睡覺的。用嘴巴呼吸和打呼的關係從躺臥的姿勢也能知道。平躺時鼾聲更加劇烈，側躺鼾聲會變小，甚至沒有。

這是因爲張嘴睡覺容易造成鼻塞，鼻塞後只能用嘴呼吸，這樣下巴張開的話，嘴巴就會張開，嘴巴張開的話，因爲鼻塞，只能用嘴巴呼吸，換句話說，用鼻子呼吸，就引發了打呼。

所以，治療嚴重打呼的人，首先要治療顳下頜關節。隨著年齡的增大，顳下頜關節變得脆弱，睡覺、發呆時嘴巴會張大。還有非常疲勞時，年輕人也會因爲顳下頜關節失去力量，導致嘴巴張開而打呼。

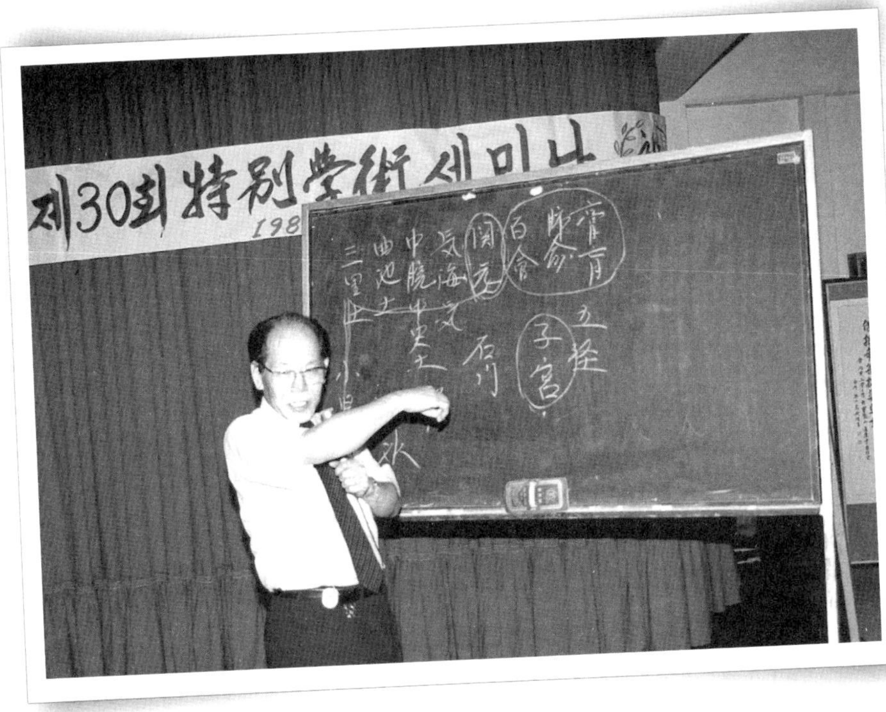

一九八〇年代在韓國針灸師協會主辦的特別論壇上演講

下關穴是強化顳下頜關節的首要穴位。下關穴精密地連接著上顎和下顎，因此，在下關穴入針時需要扎深一點，達到酸痛的感覺，這樣才能充分刺激到關節內部。

打呼的人中也有一部分是因爲鼻子的問題。這時在下關穴入針的同時，需要在前額中間偏上的上星穴和兩眉之間的印堂穴入針。上星穴和印堂穴是治療鼻塞等鼻部疾病和前頭痛的最佳穴位。

針灸的奇效還有很多。那是很久以前的事。曾經做過拳擊解說的L結束幾天的地方出差，回來後匆忙找到了我，他說自己得淋病出膿，問我有什麼治療的方法。他回家以後，和妻子睡覺時，一定會被妻子拉過去，他愁眉苦臉地問我怎麼辦才好。他只有一天的時間可以找藉口接受治療，時間長了妻子一定會發現，所以他苦苦哀求我：

「醫生，做一次針灸能解決問題嗎？」

「無論多麼神通的醫術也無法阻擋老天的懲罰，不是嗎？」

我用非常不以爲然的語調責備他，他的表情立刻變得扭曲。事實上，這種淋病流膿的症狀做一次灸療是可以獲得緩解的，但是我實在不願意幫助因爲在外面做壞事而遭報應的L。

L看出了我明明有辦法能醫治他，卻故意不醫的心思，苦苦哀求我說：「我發誓以後再也不做這樣的事了」「這一次務必要原諒我」。

「別求我，去求你的妻子，看她會不會原諒你。」

聽了我的話，L頻頻搖頭。

「求求您了，如果因爲這事求她的話，這一輩子都要求她了，求求您了！」

我再次得到他的承諾後，給他做了灸療。我在他踝關節內側的三陰交穴一寸下方的部位做了黃豆粒大小的灸療後，不斷冒出的膿水就止住了，L一直說：「眞的！眞的！」再三表示感謝後回家了。

針和灸在停止流膿方面，療效明顯。女性常患的寒症也可用針灸簡單地加以治療。嚴格來說，寒也是從某個地方流出的膿水，可是不能輕易獲得痊癒。一般來說，去醫院治療後獲得恢復，可是不久以後又復發。在受寒症困擾時，試試看在踝關節內側的三陰交穴上施針，立刻就可以獲得治療，流膿的時候在三陰交穴一寸下方施灸就可以了。

23 小孩的病是父母的責任

那是一九六三年秋天，我從江原道原州回首爾的火車上發生的事。一位母親正在給孩子餵奶。突然，母親「哎呀！」一聲驚叫，並狠狠地打了孩子一耳光。孩子頓時哇哇大哭，母親也捂著胸部，眼淚似乎快要掉了下來。原本安靜的火車裡頓時被孩子的哭聲打破了沉靜，我同情地望著坐在對面前座淚眼汪汪的母親。

「孩子吃奶咬了乳頭並挨了狠狠的耳光，這孩子有什麼罪啊？而母親受了多大的驚嚇，自己也不自覺地打了孩子。」

不用看也知道孩子嘴裡發生潰瘍了。很明顯地，嘴裡發生潰瘍時，在碰觸到乳頭時會非常疼痛，所以無法吮吸奶水。可是年輕的母親不知道這一點，老是讓孩子吸奶，孩子才會發脾氣咬母親的乳頭。

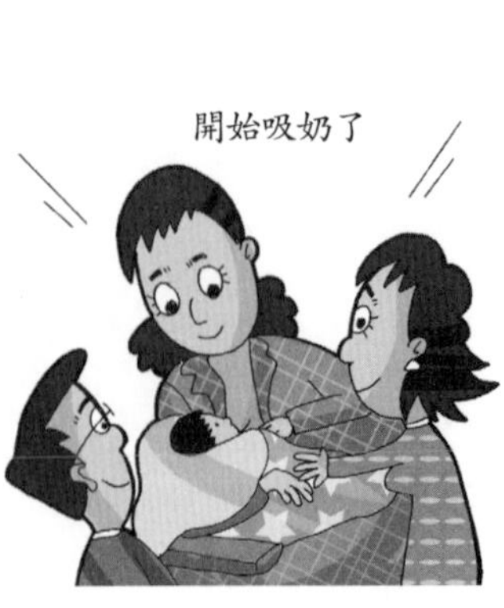

只要做一次針療就行了，只要入一次針，孩子就能吸奶了。孩子的母親不懂，所以兩個人都受苦。我因爲懂得這個道理，自然不能不出面。我對孩子的母親說自己是針灸師，並跟她說：

「您知道嗎？孩子是因爲嘴裡的潰瘍而無法吮吸奶水。針灸可以止住潰瘍的疼痛，能夠讓孩子喝奶，怎麼樣？可以給孩子做針灸嗎？」

我一提起針灸，剎時吸引了周圍人的視線，孩子的母親忙著安撫哭著的孩子，不知所措。

「我也正因爲孩子不喝奶，鬧個不停，擔心孩子是不是出了什麼大問題呢！但是，這麼小的孩子也可以扎針嗎？」

「當然了，您以爲針灸是只有老人才能做的嗎？」

看到她對針灸的錯誤認知，我覺得有些失望。針療的效果是什麼？正是喚醒身體的自癒能力啊！因此比起老人的治療效果，自癒能力旺盛的嬰兒自然更好。

「在醫院打針，可能要用比這更粗的針頭，有什麼可擔心的啊？」

我摸了摸一直在媽媽懷裡哭個不停的孩子的手，又再次詢問孩子的媽媽：

「三針就可以了，扎完針後看看孩子是不是馬上會吸奶，怎麼樣？」

孩子的母親似乎意識到周圍人們的視線，用眼睛尋求他們的意見，但是沒有人能立刻回答她，大家的眼光似乎是讓她試試看。

放聲大哭的孩子可能是感受到自己成爲眾人視線的焦點，哭聲開始降低。我從口袋裡拿出針筒，讓孩子母親看看我使用的細針。

「這種針刺的時候是不會疼的。您看，是不是細得連注射針都沒法比較呢？如同松毛的針尖不會像打針一樣刺進肉裡，而是慢慢擠進皮膚裡，所以不會疼的。」

我對孩子的母親說：「您先試試看針療會不會痛吧！」然後在她的手腕處扎了一針，問她「怎麼樣？」孩子母親無力地笑道：「針已經扎進去了嗎？」然後看了看自己的手腕之後，輕輕地把孩子推給我。

嬰兒口腔潰瘍、無法吸奶、纏鬧不休時，應直接治療發病部位的穴位。口腔潰瘍的原因大多是胃的陰液不足。這時在胃的經絡——足陽明胃經上選擇離嘴比較近的地倉穴下針，可以止住潰瘍的疼痛，同時可以調節胃陰液不足的病根。此外，在嘴唇下方凹進去的承漿穴下針，可以增加胃陰液的活力。如此調整胃的均衡，可以快速緩解潰瘍引起的疼痛。

我在孩子嘴角的兩個地倉穴和嘴唇下方的承漿穴入針，周圍的人們紛紛用饒有趣味的眼神注視孩子。入完針五分鐘後，我讓孩子的母親試著餵奶，在這麼多人的注視下，母親不好意思地轉過身子給孩子餵奶，而還沒拔針的孩子立刻開始吸奶。

我推辭不要，但孩子的母親還是硬要了我的聯絡方式，她幾天後就聯絡我請我出診。孩子的母親召集了鄰居的主婦們一起等著我，這些年紀相仿，或者差不到十歲，而且同在演藝圈的家人們自然而然地住在同一個小區裡，她們聽丈夫是喜劇演員的那個孩子的母親說了火車上的事情之後覺得很神奇，也想給自己的孩子試試，所以聚到了一起。

一位婦人最先把一個四歲的孩子帶到我面前，我一下子就看出了孩子的眼睛不正常，是斜視。我直接問那婦人：

「這孩子之前是不是得過嚴重的驚風？」

「是的，曾經在吃奶的時候發高燒，脖子僵硬，手腳痙攣……，當時還以爲孩子沒救了。」

「斜視幾乎都是因爲驚風導致的，您知道嗎？」

嬰兒驚風是很可怕的。嬰兒是在冬天脫光衣服也能玩得很好的「火球」，所以如果生病發燒的話，簡直就是火上加油。簡單地說，驚風是腦部無法承受熱而發生的，如果高燒發生腦部

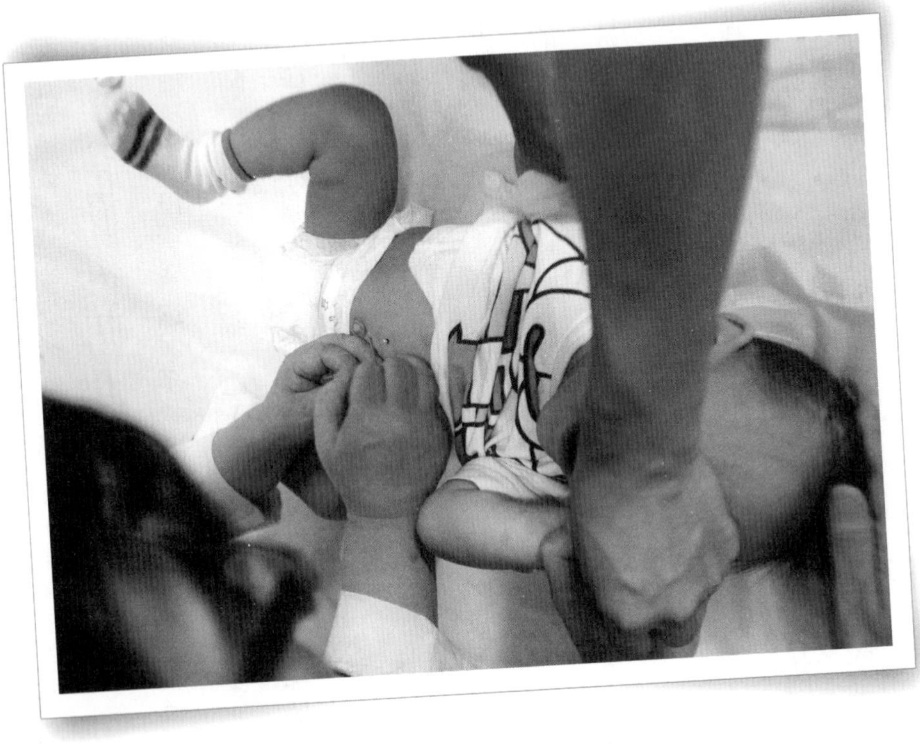

在新生兒的身柱、中脘穴等穴位灸療，可以沒有病痛地成長。

異常，就會導致腦性麻痹，就算不發生腦性麻痹，也會因眼肌麻痹而導致斜視。

因此孩子發高燒是警示的訊號。嬰兒得了驚風要及時退燒，才能避免發生更嚴重的疾病。針是一種在降溫方面非常有效的緊急醫療工具，沒有一種方法像針療一樣，能簡單、快速且完全不發生副作用地退燒。所以，如果在餵奶的時候，和孩子最靠近的母親知道可用針簡單退燒的方法，孩子就可以避免更嚴重的疾病了。

退燒，只需在耳尖輕輕扎一針即可。將耳垂向前折，在耳朵上方形成折痕的耳尖處扎針，放出少量的血，可達到退燒的目的。在耳尖這個部位扎針，雖然會出血，但不會痛，比在指尖扎針降溫更輕鬆。

我對那位婦人說：

「孩子得斜視都是您的責任啊！」

看著感到極爲難堪的母親，我又說道：

「孩子驚風時沒有及時退燒才會得斜視，可這已經是過去的事了，不需再提。但是從現在開始，能否治癒斜視就全部都是母親的責任了。斜視一定可以治好，只需要六個月，所以現在就看您能不能堅持帶孩子來治療了。」

婦人說：

「只要能治好孩子的病，就算需要幾年治療，我也願意。但是想做長久治療的話，費用是很大的問題吧？」

「那麼，我只要能幫您解決治療費用的問題，您就能每天帶孩子來針灸院了嗎？」

「啊！如果您能幫忙的話，要我每天帶孩子去三、四趟都沒問題。」

那位婦人難爲情地笑道。

乍看之下，治療費用會是一個最大的問題，但其實不是。對於治療疾病的醫者而言，錢是其次的問題。如果因爲沒有錢，或者負擔過重，無法帶孩子來讓我治療的話，那我就是犯了大罪了。如果那位婦人能看出其實針灸是每個人都可輕易學習、使用的醫術的話，以後婦人可以直接使用針灸治療孩子。

之後，那位婦人每天都帶孩子來治療，但一個月後，她就開始不來了，雖然我曾多次勸婦人不要著急，但她說：「爲什麼不快點好呢？」還發脾氣，最終在初期就放棄了。

事情過了三十多年，一九九四年秋天，一位抱著孩子的年輕母親進來診療室，後面跟著一位看起來是娘家母親的老婦人，再後面跟著一個六、七歲的小男孩。老婦人走到前面來，高興地向我打招呼：

「哎呀，大夫，您好，您還記得我嗎？」

我仔細打量了一下那位婦人，一時想不起來她到底是誰。像我這種每天要接觸不同的人的醫生來說，要記住誰是誰眞不是一件容易的事。我努力回想著，老婦人簡短地補充道：

「我是您以前在從江原道到首爾的火車上給孩子扎針的……」

啊，對啊，那個孩子的母親。她皺紋增加不少，但輪廓還是一如當年。我想起來，並顯出高興的表情，這時，她才向我介紹那位抱著孩子，約莫三十出頭的年輕母親：

「那時扎完針馬上吃奶的孩子，如今已經是孩子的母親了。」

啊哈！眞是的，這就是歲月，孩子長大後養育孩子的歲月。那個曾經吃奶的孩子如今長大了，抱著自己不能吸奶、哭鬧的孩子來到了我這裡。

年輕的母親因爲孩子生病已經辛苦了兩個多月，在母親那兒聽說自己嬰兒時扎完針痊癒的事情後，費盡周折找到我。她也聽母親說斜視可以用針灸治好，所以帶著住在同一個小區的孩子和孩子的母親一起過來。

小男孩的母親小心翼翼地小聲問我：「眞的能用針灸治好斜視嗎？」男孩母親的眼神十分

焦慮，我沒有直接回答，先察看了一下孩子。孩子的母親用焦急的語氣再次問我是否眞的能夠治癒，我的回答依然和以前一樣：

「如果您能夠堅持帶著孩子來接受治療的話，斜視一定可以治好的。」

「眞的嗎？眞的……」

母親說不出話來，抱著孩子哭了出來，接下來才淺笑著說：「因爲太高興了，所以才會哭出來。」

「爲了治好病吃了不少的藥，也去了不少地方，但結果還是一樣。醫院建議做手術，但捨不得把這麼小的孩子送上手術台，所以一直很猶豫。您說不做手術也能治好，眞的非常謝謝您！」

斜視是因爲移動眼睛的血管出了問題而引起的，首先必須調理和眼睛的關係最密切，且主管眼睛的肝。所以調節位於背部、肝氣流淌的肝俞穴以及位於腳背、肝的原氣匯聚的太衝穴特別重要。爲了調節全身氣血的均衡，我在孩子手臂的曲池穴、足三里穴和腹部的中脘穴入針後施灸。

直接治療疾病部位的方法是刺激兩眼角外側的瞳子髎穴、兩眉內側的攢竹穴、雙眼眼角的睛明穴，疏通眼睛周圍的氣血，舒緩交錯的神經。然後再接著治療四總穴中，對臉部疾病有特效的合谷穴，可以降低眼睛周圍經絡的熱氣。刺激後腦骨下方的風池穴、天柱穴，可以調理上升的氣；刺激頭部的百會穴、通天穴可以調理下降的氣，使僵硬的血管得到舒緩。

五個月後，那個孩子的眼睛恢復了正常。如果通過手術治療斜視，有可能留下疼痛等嚴重的後遺症。能避免如此的痛苦而恢復，是一件多麼幸運的事情啊！

爲了那個孩子的治療，連工作都申請停職的母親再次復職。有一天，孩子的母親給我帶了一份小禮物，那裡面有一支鋼筆和一封簡短的信。

「尊敬的院長：您用愛心、仁術、溫暖、仁慈治療孩子的恩惠，我們這一輩子都不會忘記的。所以我們也確信這孩子以後會成爲一個懂得分享的人。院長您給予我們太過珍貴的恩惠，我們眞心感謝您。祈求您健康、幸福！我們也會爲了您成立針灸大學的夢想而禱告。」

小兒驚風

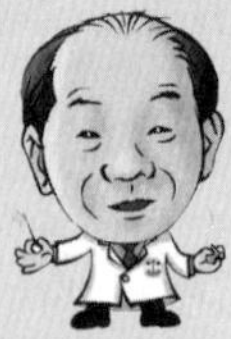

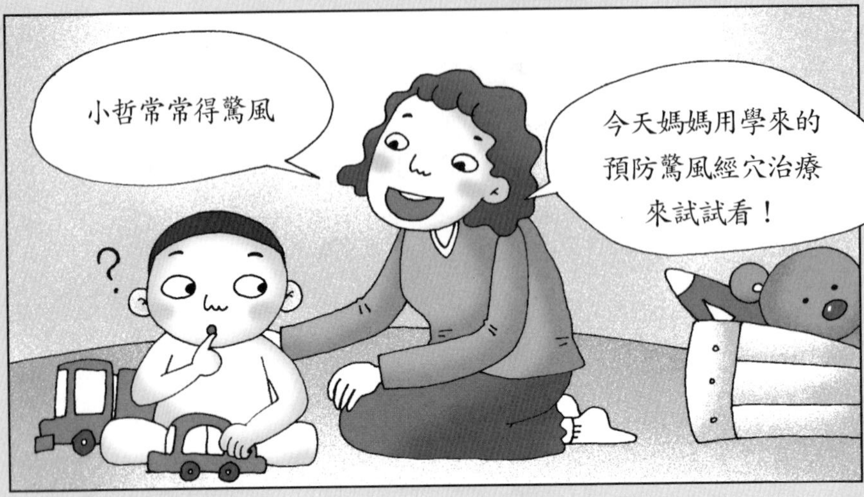
小哲常常得驚風
今天媽媽用學來的
預防驚風經穴治療
來試試看！

驚風

小兒發生的全身痙攣，也叫驚氣。

小兒的腦還處於發育階段，比起成年人而言，調節功能還未臻成熟，沒有辦法適應各種變化，容易引起痙攣。通常發燒是主因，有時發生腦部感染或中毒。因為會有激烈的身體反應，要注意不要讓小兒咬到自己的舌頭。

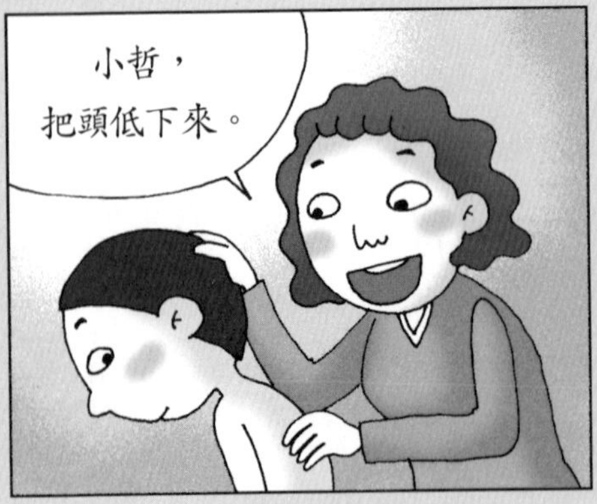

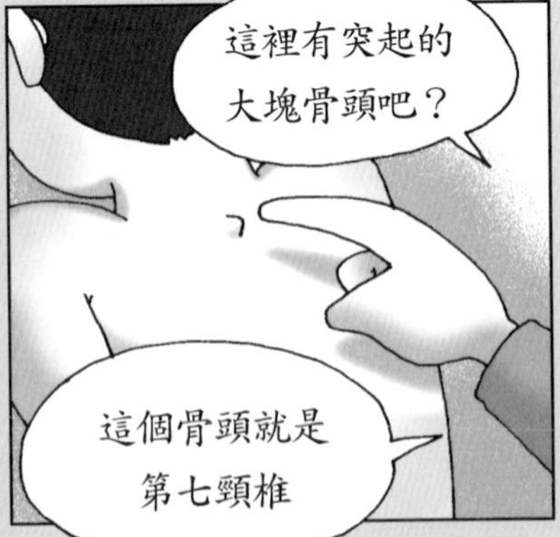

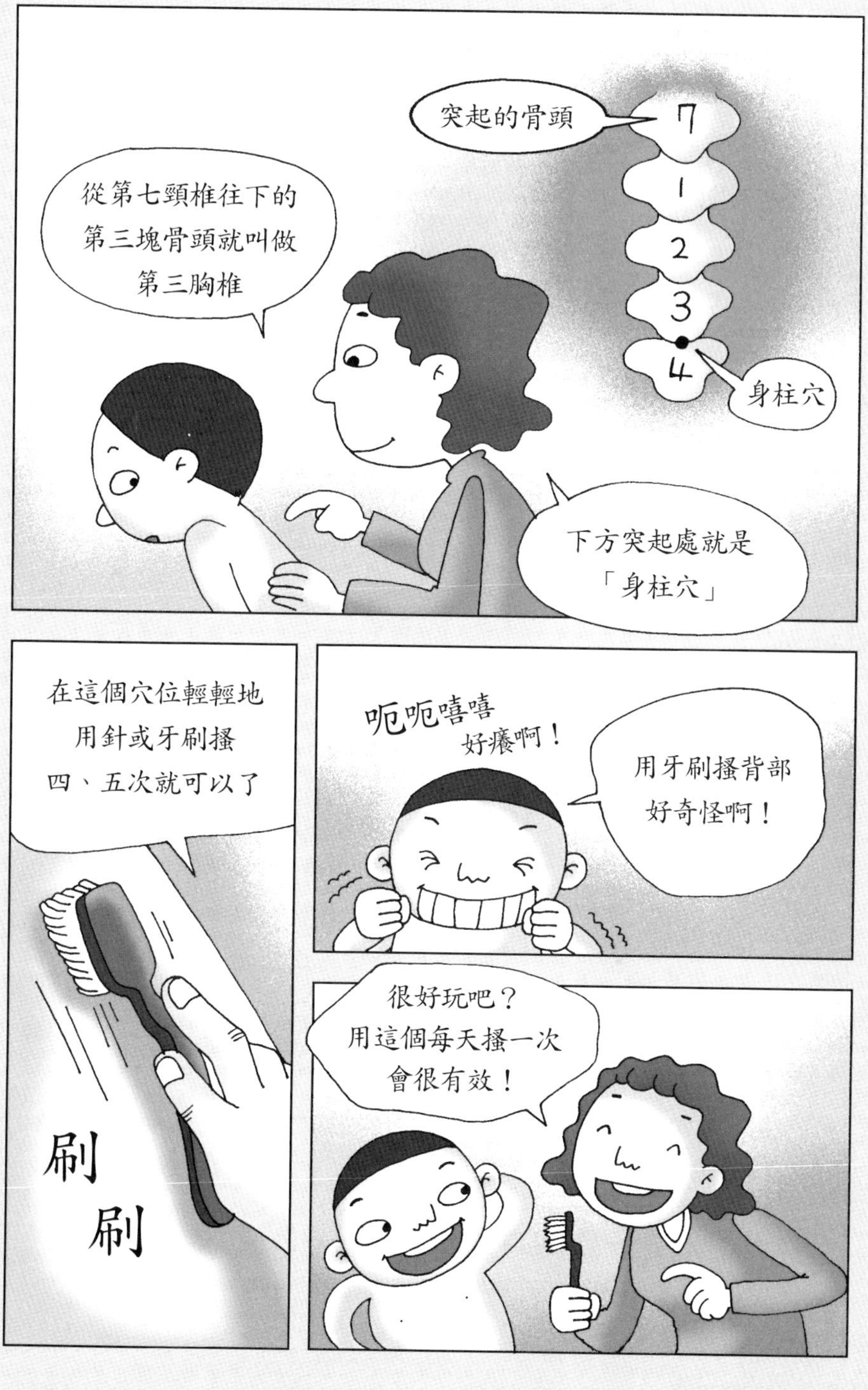

突起的骨頭
7
1
2
3
4
身柱穴
從第七頸椎往下的第三塊骨頭就叫做第三胸椎
下方突起處就是「身柱穴」
在這個穴位輕輕地用針或牙刷搔四、五次就可以了
刷刷
呃呃嘻嘻好癢啊！
用牙刷搔背部好奇怪啊！
很好玩吧？用這個每天搔一次會很有效！

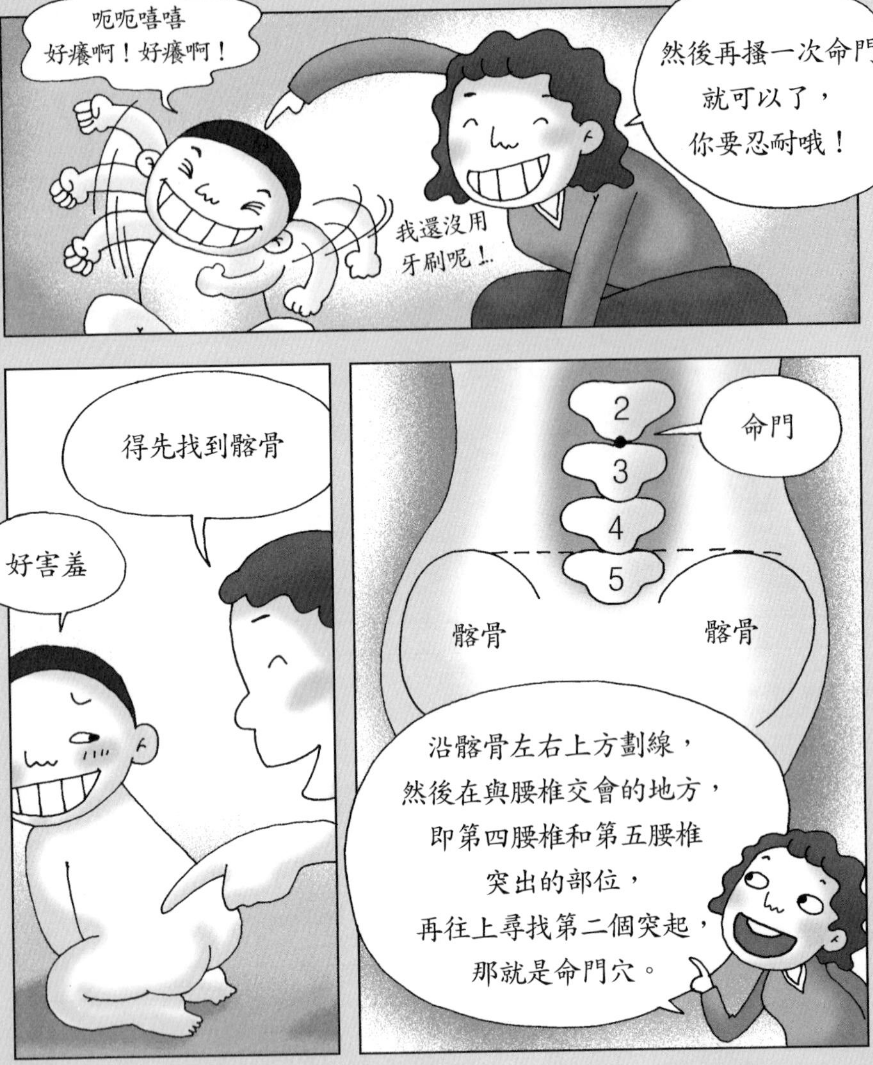

命門

命門意指生命之門。

此穴在腎俞的中間，是人類生命重要門戶。

腎則是人體的根本，所以叫命門。

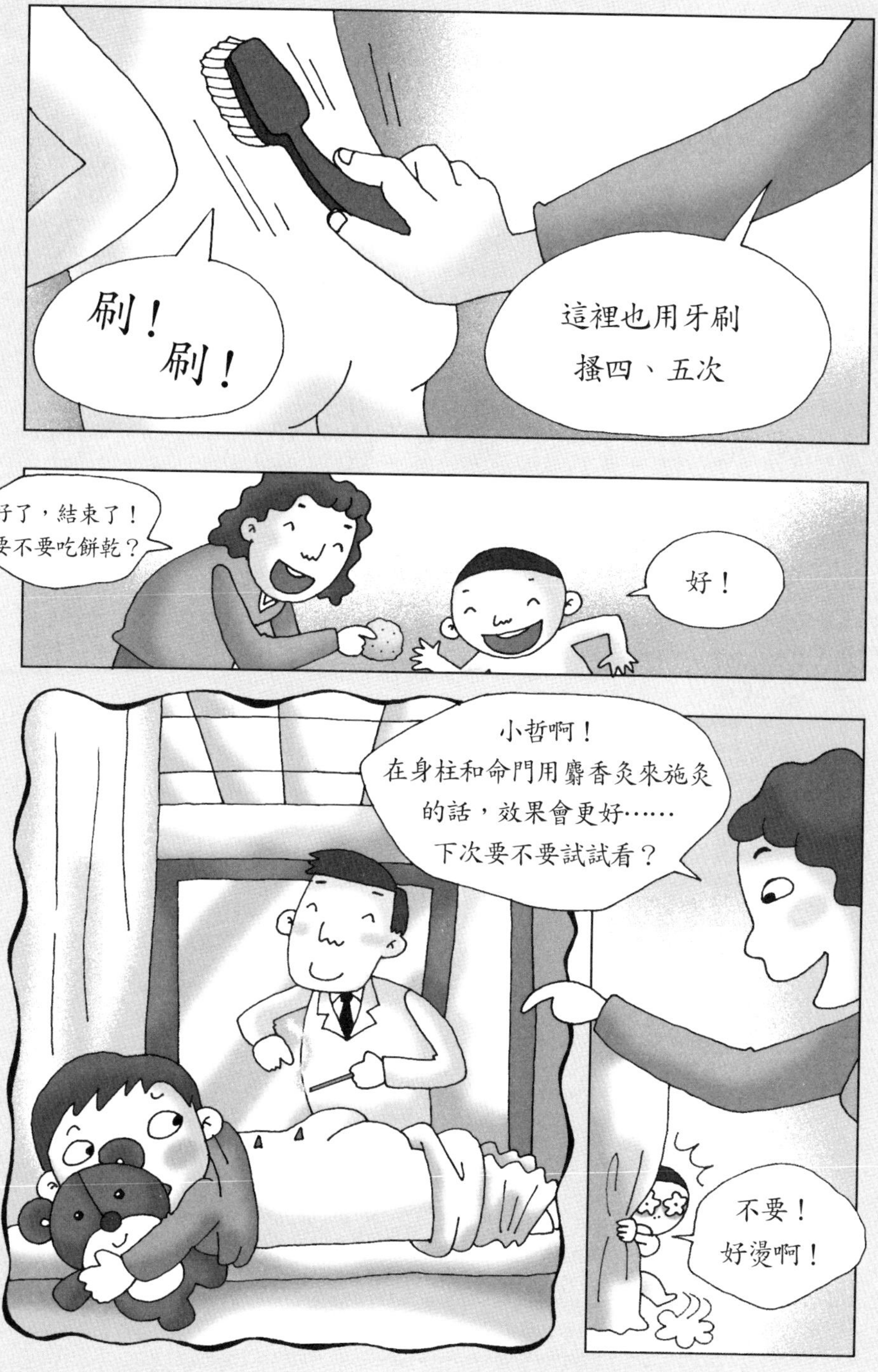
這裡也用牙刷
搔四、五次
刷！刷！
好了，結束了！
要不要吃餅乾？
好！
小哲啊！
在身柱和命門用麝香灸來施灸
的話，效果會更好……
下次要不要試試看？
不要！
好燙啊！

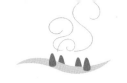

24 灸療讓學習成績更好

「有沒有能提高學習成績的灸呢？」

帶兒子J來治療鼻竇炎的媽媽這樣問我，常常有母親問我這樣的問題。

「到現在您還不知道嗎？」

我的表情變得嚴肅起來，而J的母親只是閃著眼睛。

就讀國中三年級的J在小學時是成績頂尖的優等生，而上了國中後成績卻不是很理想。當然，患有鼻竇炎必定會影響學習。

「如果有鼻竇炎，會出現鼻子不通、頭暈等症狀，並會直接導致注意力下降。」

鼻竇炎是鼻子的疾病，但鼻子是肺的末梢，所以要同時治療鼻子和肺，才能完全治癒。

鼻竇炎的根源大多是感冒，所以經由灸療背部的肺俞穴和膏肓穴，讓肺更結實；經由灸療

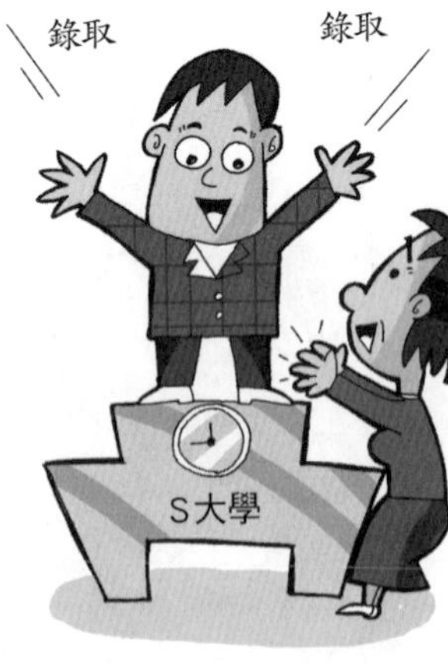

肚臍下方的氣海穴調節原氣，灸療關元穴使小腸充分吸收營養。經由灸療手肘的曲池穴、足三里穴、腹部的中脘穴來調節全身的氣血。全身氣血均衡，可以增強內臟的功能和體力，不會輕易疲勞或得感冒、各種疾病。此外，頭部的百會穴可以促進血液循環。

爲了治療如同葉子的鼻病，我首先在他兩眉之間的印堂穴上扎了一針。如果患有鼻竇炎，則將兩側鼻孔分開的鼻中隔會突起，必需在充滿膿水的鼻中隔上扎針。最後，在鼻梁兩側的迎香穴上各扎了一針，入針不久之後，鼻子就會通暢。

扎針還不到五分鐘，J就說鼻子已經暢通了。J的母親一直在旁邊看著，讚嘆針灸神奇的同時，還問我能不能用針灸提高他的學習能力？

爲什麼不能呢？連即將死去的人都可以用針灸救活，提高學習能力又有什麼難的呢？只要提高理解力、記憶力，學習自然就會好。理解力和記憶力與集中力有關。通過百會穴促進腦部血液循環，能夠提高集中力，自然也會對理解力和記憶力有所幫助。

因爲這個灸療處方奏效，我幫助很多孩子考上不錯的大學，也因此成爲在家長之間流傳的祕訣。但是眞正祕訣的價值在於其效果，這個效果讓越多人共享，越能凸顯其價值，因此我認爲不能再藏私。

從很久以前開始，每當公佈大學入學考試成績時，我都會接到很多感謝電話。這些電話都是母親高興孩子考上大學而打來的。奇妙的是，這些電話都是努力接受灸療，而考上俗稱一流大學的家裡打來的。

在診療室裡聽說這些電話內容的人都這麼說：

「那個灸是保證考上首爾大學的灸啊！」

許多人認爲小孩子不能隨便針灸，事實並非如此。以前使用的針比現在的毫針（如頭髮般細）要粗一些，技術不純熟的人入針的話，很有可能會留下傷口，而就算是熟練的人，偶爾也會在患者的身體留下大片瘀血。再加上當時的消毒方法也沒有現在發達，皮膚上扎針往往容易在入針處發炎。過去說不能隨便給孩子針灸是因爲孩子的皮膚和組織較弱，抵抗力比成人低落，所以必須多加注意。但是針灸發展到今天，已經有了很大的進步，使用的針更細，技術更完善。

我堅信父母如果要讓自己的孩子健康成長，一定要熟知針灸。我的孩子就不用說了，連孫子們都是從小就接受我的針灸。尤其是孫子們生下來沒多久就開始灸療，有的是十天，有的是五天，最快的是出生第二天就做了灸療，一直到現在連感冒、消化不良都沒得過，健康地成

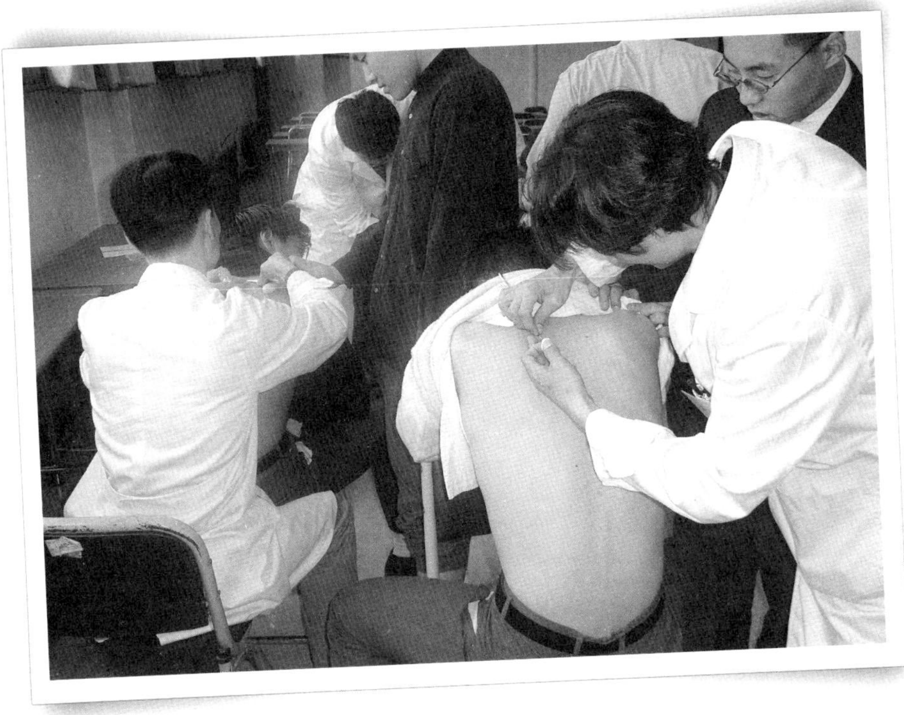

受首爾市教育廳的正式邀請實施的中學、高中生戒煙針治療

長。

只要在嬰兒的身柱穴施灸，可以讓他吃好、玩好、睡好，健康地成長。脖子後面的身柱穴是身體的支柱。只要把新生兒的基礎支柱立好，基本上所有的問題都能解決。特別是孩子晚上吵鬧不睡覺的夜鳴症，只要在身柱穴上灸幾次，孩子立刻就會停止吵鬧。每天晚上抱著孩子、哄孩子入睡，自己卻無法睡覺的年輕父母一定要試試看。

腹瀉時在中脘穴施灸效果最佳，腹瀉會立刻停止。嬰兒發高燒全身滾燙時，在背部的身柱穴上灸幾次，稍後體溫就會很快降下來。

對十歲左右的小孩來說，中脘穴、肺俞穴和百會穴是要穴。腹部的中脘穴是增進食欲和促進消化功能的穴位，因爲它是八會穴中的腑會，所以它也是治療六腑病症的有效穴位。背部的肺俞穴作爲流淌肺氣的萬病根源之穴，可以有效預防感冒。頭部的百會穴如前所述，是可讓頭腦清澈聰慧的穴位。

小孩需要的針位、灸位要比大人少很多。我使用的健康灸處方——無極保養灸是少而又少，孩子的穴位比無極保養灸的穴位更少，這是因爲和大人相比，小孩的新生身體接受針和灸的效果又快又好。所以如果不是身患疾病的孩子，不需要貪心，堅持在上述幾個穴位施灸就夠了。

我會把所有的穴位都告訴帶孩子一起來的父母，告訴他們堅持爲孩子灸療會讓孩子健康、聰明。小時候的健康是一生健康的基礎，健康是最高的財富，如果熟知針灸，就如同獲得巨額的財富。

25 因爲針灸，我麻痺的手可以出布了！

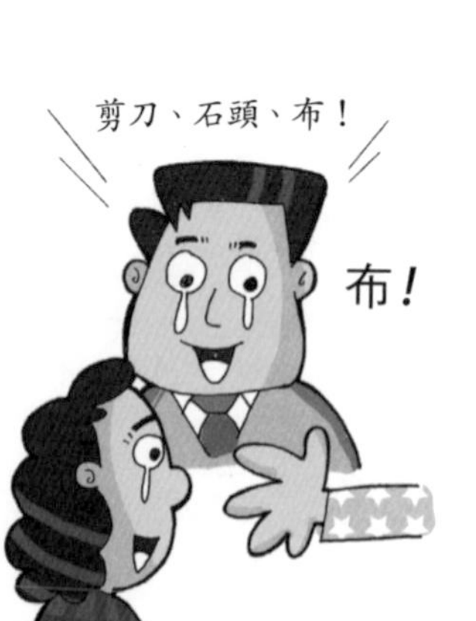

我逃過了心肌梗塞的生死考驗，用針灸重新找回了健康，但是我沒有繼續經營針灸診所，在我與死亡抗爭的期間，恢復針灸師制度再次成了泡影。

一九八〇年十月十二日，當時保健社會部長官——千命基宣佈要恢復針灸師制度，我爲此感到十分興奮。可不知是怎麼回事，千命基長官的宣佈毫無任何說明地取消。後來才知道這個消息的我只得反覆嘆息，那種「大韓民國針灸的命運就此落幕」的深深虛無感嚴襲而來。

那時，我甚至有過再也不碰針的想法，但想斷絕與針灸的緣分並不是那麼簡單的事。隨著時間流逝，對針灸的熱愛又再次萌芽。

那時，我從很久以前就開始計劃的正式醫療服務活動改變了我的想法。當然，在那之前，我時常帶著內人和孩子們去離島、偏遠山村、沒有醫生的村子進行服務活動，但正式的醫療服務活動是從那時開始的。

免費給殘障的孩子治病也是那時的事。我從一九八〇年年中開始，每週四免費爲殘障的孩子治療，這個事情一直堅持了十年之久。所以每週四的清晨我都特別充滿活力，他們這些孩子雖然身體、精神上不方便，但是終究是孩子。雖然身體不能隨心所欲活動，發音緩慢、遲鈍，但彼此總是開玩笑、打鬧，然後和好。

五歲的靜雅也是和別的孩子打鬧，等候自己診療的順序。靜雅的媽媽每週四帶她來我這裡都已經一年了。靜雅因爲腦性麻痺而不能自在地行動，她媽媽第一次帶她來的時候顯得非常絕望。其實，絕望的不只靜雅母親一人，週四帶孩子來看病的母親都是在絕望中尋找希望的。可是隨著時間經過，孩子們的狀況好轉，這些父母的面容也變得十分明朗。

其實如果想到那些帶孩子來的母親的勞苦，事實上每天都應該免費爲他們治療。那些帶孩子來看病的母親，都不能離開生病的孩子一步，孩子需要的所有事情都會爲他們做到，犧牲了自我的一切。和母親們付出的愛相比，我能做的簡直是太少了。

包括腦性麻痹在內的先天性身體障礙和精神滯後，大多是因爲腦的問題形成的。有的孩子是在胎中就有問題，但大多數都是出生後發病。健康出生的孩子的腦出現問題的原因大多是發高燒，嚴重的高燒會使健康的孩子發生熱痙攣，所以需要非常小心，孩子的腦性麻痹也多爲高燒的後遺症。

在從事障礙兒童醫療服務活動時，我特別治療了很多腦性麻痹的孩子。腦性麻痹的症狀、種類很多，有些孩子只是身體不能自如運動，但精神智力與正常孩子沒區別，甚至更加聰明。但相反地，有些孩子因身體障礙導致精神能力下降。無論是聰明或者是精神能力下降的孩子，我都爲他們難過不已。

「靜雅，進來吧！」

我一叫，靜雅都走在她母親前面，輕輕地拖著麻痹的腿自己走了進來。每當我把靜雅抱上診療台時，她都會吃力但清楚地向我說「謝謝」。

「不用謝，可以看看靜雅漂亮的手嗎？」

靜雅的右手很漂亮，但因麻痹手指無法張開，靜雅和我，甚至她的父母都把這隻手叫做「漂亮的手」。靜雅的手無法任意開闔，甚至手指也無法移動，爲了加以治療，從一開始治療起，我們就把她的右手叫做漂亮的手。

我在她麻痹右手的相反側扎針，讓她用麻痹的右手晃動針袋來玩耍。靜雅的媽媽在家裡給她餅乾時要她用右手接，爸爸下班回來後也會先親吻那隻「漂亮的手」。

我前幾天接到靜雅爸爸的電話，對靜雅漂亮的手覺得很好奇。靜雅爸爸早上一上班就給我打電話，電話中他非常大聲地對我說：

「出布了，靜雅出布了！」

我聽得一頭霧水，不知道是什麼意思。

「昨天晚上，我跟靜雅猜拳，她出了布。今天早晨起床後又跟她玩了一次，她又出布了。」

靜雅的爸爸非常高興。這段期間，靜雅因麻痹而無法張開的手逐漸能伸展開來，上次只能出剪刀，但從前幾天開始，居然能全部展開了，她的父母怎麼可能不興奮呢？

我接到那通電話後就開始等待星期四的到來。星期四一大早就等著靜雅的順序。

「靜雅，用漂亮的手猜拳怎麼樣？」

靜雅看了看我，又看了看站在旁邊的媽媽，媽媽微微一笑，看著靜雅。

「用漂亮的手猜拳，剪刀、石頭、布！」

「布！」

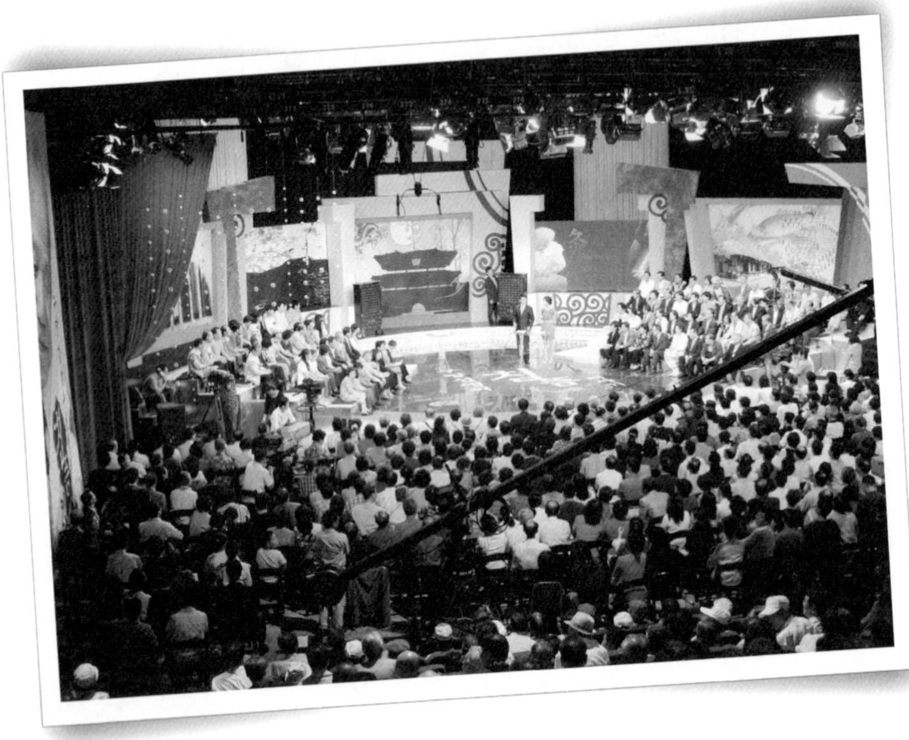

KBS1的中秋節特別節目《灸堂金南洙先生的針灸故事》錄影現場。
當天有從全國而來的一千多位觀眾參加，盛況空前。

靜雅稍慢地跟著聲音用力伸開右手手指，雖然不能完全展開，但五個指頭都充滿了力量。眞是太棒了。

「很好，妳眞棒。孩子，我好高興啊！」

根據種類和症狀的不同，腦性麻痹治療的方法有很大差異。傳統醫學中有句話說「同病異治，異病同治」，簡單地說，就是即使是同樣的病也要根據症狀的不同而採取不同的治療方法；即使是不同的病，如果症狀相同，也可以採用相同的治療方法。不僅如此，還要考慮患者個人的特性、狀態和症狀對症下藥，才能得到最好的效果。總之，這可以說是二十一世紀醫學界所說的針對醫學實踐步驟。因此，應該以手、腳、手臂、腿部等孩子不方便的部位爲中心加以治療。

即便如此，治療腦性麻痹時也有要穴，最重要的就是百會穴。因爲百會穴是位於頭頂，最靠近天，且是各種氣匯聚之處。如果仔細地摸摸孩子的頭，就會發現有如沒發育完全的凹陷處。這個凹陷處就是阿是穴，雖然不是固定的針位，但是在治病時也是很重要的穴位。在阿是穴上入針。

在腹部的中脘穴上進行針灸治療，可以增進食欲，促進消化。在臂肘部的曲池穴上進行針灸治療，可以調節身體的均衡。此外，還要在背部的肺俞穴上進行針灸治療，因爲肺熱也是導致腦性麻痹的原因之一。

在中國大陸，用針灸針對孩子的身體和精神障礙進行治療，收到了很好的效果。韓國也有很多障礙兒童的父母聽說之後紛紛前往中國治療。其實在韓國也可以用針灸獲得療效，但因爲受限於制度阻撓，現實上無法接受治療。這不但加重身障兒童父母的負擔，而且政府也難脫不顧國民健康的污名。懇切希望能夠早日制訂針灸師制度，爲那些因疾病受苦的人打開治療之路。

26 情報部長叫我去的原因……

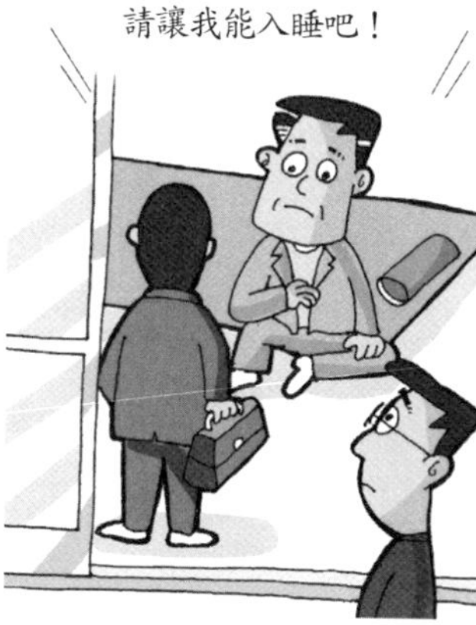

三十年前，我們國家的醫院還很稀少，所以急診室也很缺乏。當時如果人們深夜發生危急狀況，就會來叫針灸師。雖然這是由於醫療人力短缺，但也是因爲針和灸的急救效果非常好之故。

我也是一樣，只要有人來叫我，即便是睡到一半，也會起身跟著他們去。隨著醫院急診室和一一九的普及，現在已經很少發生這樣的事，但在沒有急診設施的時期，針灸師就是一一九隊員，發揮了急診室的功能，所以那時我常常在晚上睡不好覺。

那是在還有夜間通行管制的一九七九年春天，中央情報部長金載圭在開始限制通行的午夜時間把我叫去他的私宅。

他派來接我的汽車在無人的路上一刻未停，在閃著雙黃燈奔馳的車裡，我問司機是什麼事情，他回答說：「只是接到了指示而已，其他的什麼都不知道。」位高權重的中央情報部長在這麼晚的時間不去找有名的醫師，不去設備好的醫院，叫我去他家的理由是什麼呢？我覺得很奇怪。

因爲在黑暗的夜裡開得太快，一下就到了金部長家，剛開始根本看不清楚位置。我暫且壓下好奇之心，跟著引導的人進到屋裡，金載圭中央情報部長的表情似乎是已經等了很久。寬敞、安靜的屋裡只有他一人，見不到急病患者。和剛才萬分火急趕來的氣氛相異，房間裡因爲太過安靜，讓我無法理解。

簡單的寒暄過後，金部長低聲說道：

「請想想辦法，讓我能睡覺吧！」

失眠症的原因雖然很多，但大部分是因爲心火上升導致肝的經脈——足厥陰肝經興奮所引起的。所以首先爲了降心火，我在金部長手腕內側控制心臟元氣的神門穴和前胸部聚集心氣的巨闕穴扎了針。肝經脈的興奮點在腳背第一和第二個腳趾之間，所以要在行間穴和足厥陰肝經經過、可促進頭部血液循環的百會穴進行針灸治療。

金部長的失眠症原因非常複雜。金部長日理萬機，用腦過度，即便是晚上，氣仍然運行，所以沒有辦法睡好覺。而且他患有嚴重的慢性肝炎，所以身體嚴重搔癢。搔癢症會讓有肝病的人在雙臂、背後形成嚴重的肝斑。由於負責身體排毒的肝出現異常，無法排除毒素，而因爲毒素影響，造成皮膚搔癢，並形成嚴重肝斑，最終導致失眠。

病症的原因找到了，需要對肝進行治療。爲了調理肝功能，我選擇位於第一足骨、第二足骨分歧處，肝臟原氣匯聚的太衝穴，以及肝氣匯聚的胸部期門穴，並找到位於背部、肝臟的氣流淌的肝俞穴進行針灸治療，肝俞穴對失眠症有特別的功效。

爲了調節腎功能，使其順利排出毒素，我對小腿內側踝骨的筑賓穴進行針灸治療。因爲皮膚是由肺和大腸掌管，所以選擇肺氣流淌的肺俞穴和手陽明大腸經之穴、位於肩膀外側的肩髃穴治療搔癢症。此外，爲了改善肝臟的血液儲藏功能，讓血液淨化，使皮膚病獲得治療，我選擇了膝蓋骨內側上端的血海穴。爲了使肝功能恢復正常，脾胃的功能特別重要，所以我在腹部聚集胃氣的中脘穴及其兩側的梁門穴上也扎了針。

在我針灸的同時，金部長睡著了。結束治療後，我把針收拾好，從他家出來了。

金部長第二天午夜又找我去，我雖確認他睡著以後才離開，但從他再次叫我去來看，他也認定了針灸的療效。他非常高興地迎接我，並說：「能舒服地睡著，眞是別無所求了。」

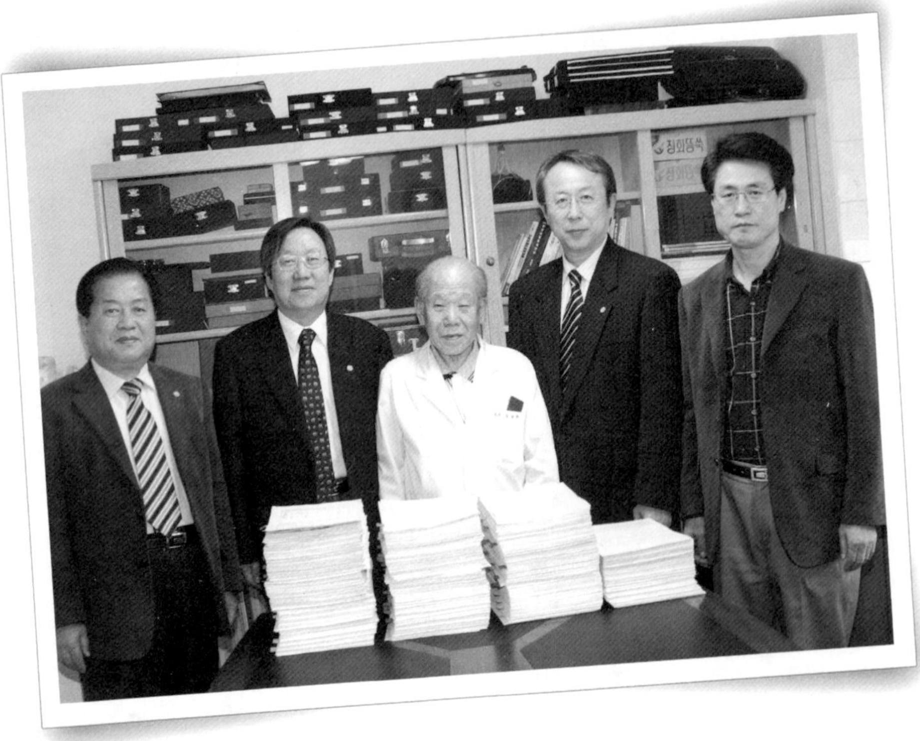

為了針灸師法的復活，將十萬份簽名書轉達給保健福祉部。

「之前雖然吃了不少藥，也看過有名的醫生，但是並沒有治好，所以抱著試試看的想法接受了針灸治療，沒想到這麼容易就好了……早知道這樣，就不用受那麼多的苦，直接針灸就好了。但是因爲我的工作特性，不得不請您午夜來出診，您就寬宏大量，當作是來救一個急診病人吧！」

金部長從很久以前就開始失眠，每當失眠的時候就在醫院拿藥吃，本來他的肝就不好，再吃鎮靜劑和安眠藥這樣刺激的藥物，使病情更加惡化。

針灸見效之後，有一段時間我每天晚上都去金部長家上班，因此我們的關係變得很密切，當他聽我說針灸在韓國可能會絕跡時，他顯得很惋惜。

「近二十年來，韓國的針灸醫術甚至退步了。」

「啊！爲什麼？」

「隨著國民醫療法改訂，新的針灸師培養之路就被堵住了。事實上，針灸師制度是被廢止了。」

我向金部長說明我一直想盡辦法恢復針灸師制度，卻屢屢在最後關頭失敗的過程後，他連聲嘆息。

「朴正熙總統心意改變的話也許是有可能的……」

表情嚴肅地聽著我的話的金部長答應安排讓我與朴正熙總統談談此事，在歷經波折後，終於得到了回答。

「約好十月三十日了，別忘了！」

聽說金部長向朴正熙總統說明了針灸師制度廢止的理由，以及請願的針灸師法屢次遭到否決的原因，建議總統用總統令立法。我數著手指等待與總統會面的日子，但是……

一九七九年十月二十六日，發生了朴正熙總統被金載圭中央情報部長槍擊身亡的事件，當我聽到新聞的那一瞬間時，我甚至不知道是做夢還是現實。金部長前一天晚上接受治療時還說：「我今天在宮井洞有會議，因爲釜馬事件還沒處理完，明天參加完插橋川竣工典禮後，再回來開會。」

隨著金部長的槍擊事件和朴正熙總統的死亡，針灸師制度又成了泡影。眞是令人嘆息。

我到這時才了解到大韓民國針灸的命運，從此以後，我完全放棄了針灸師法立法的問題，決定比起立法，把技術流傳下來更加重要，所以開了針術院。

金載圭中央情報部長如果再忍耐四天，全國的病患就再也不會受到痛苦，而我的心痛也就不會那麼嚴重了。

27 爲了「國民急救針灸」和「沒有中風的國家」

朴正熙軍事政權初期，針灸師培養制度遭到廢止，我的人生也因此完全改觀。爲了宣揚針灸、恢復針灸師制度，從島嶼深山到總統辦公室，我拿著針筒和艾灸，幾乎跑遍了全國所有地方。從幾年前開始，國會設立了針灸診療室，邀請我去診療，所以我也去醫療服務。現在在國會，針灸已經廣爲人知，還有不少職員學習針灸。現任國會議員中，李孋淑議員最認眞學習針灸，還在現場加以應用。

那是在兩千年的某一天，在國會針灸服務室發生的事。國會議員暈倒的消息傳來，學過針灸的國會事務處一位局長用針實施急救，可還是無法醒來，所以讓我趕快過去。我跑過去看了患者的情況，用針急救做得很好，不會有生命的危險，也沒有半身不遂的憂慮，只是還沒有醒過來，患者的臉色十分蒼白。

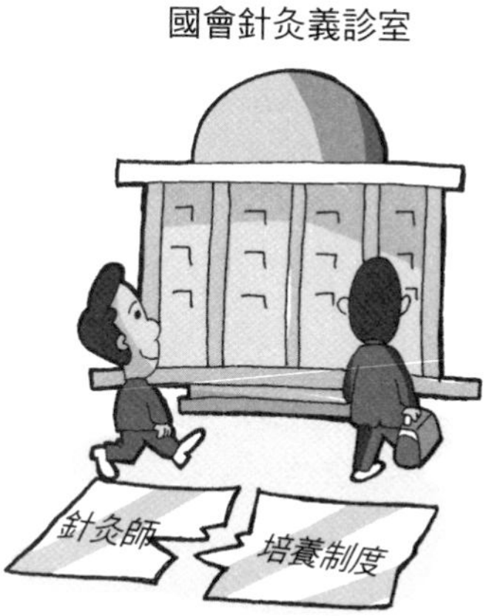

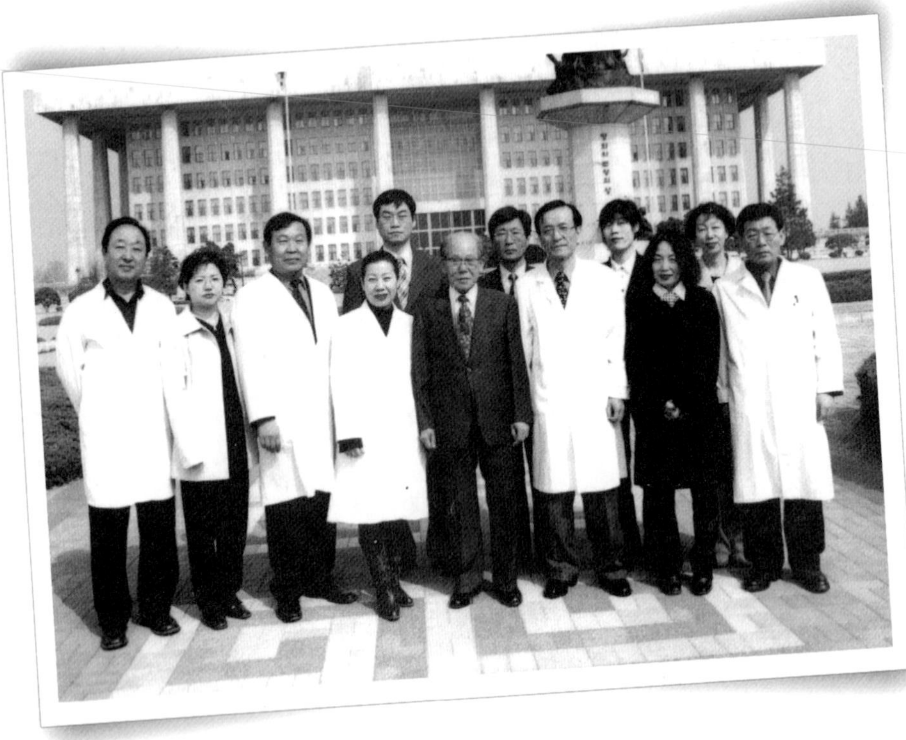

在國會與國會職員和〈灸愛〉義工們合影。

我在幾個穴位入針，然後在被稱爲中風七大要穴的百會穴、曲鬢穴、肩井穴、風市穴、懸鍾穴、足三里穴、曲池穴施灸。施灸之後，意識逐漸恢復，手腳也開始微動。所以我又在各穴位施三粒灸，灸完後過了幾秒，他就完全清醒了，那位國會議員好像沒事一樣，一直到現在還健康地活動著。

同一天下午四點左右，一位輔佐官慌忙地跑來，說自己輔佐的國會議員突然昏倒。我趕過去一看，他陷入昏迷狀態，並發出鼻聲。昏倒的人首先要讓他醒過來，爲了讓他醒過來，必須緊急爲他瀉血，所以我用三稜針在他小指的少澤穴上入針。正要幫他擦拭血液時，某位國會議員突然進來大聲說：「用針能治好嗎？」「停止吧！」然後大喊：「我是○○○，你醒醒吧！」又用手搖晃患者。

看他這麼粗魯無禮，我只好暫時放下患者，一邊說：「得趕快急救！」一邊看著他的舉動。然後一一九急救隊來把他載走了。後來聽說那位被送往醫院的國會議員動了腦部手術，但必須有人在兩邊攙扶著他才能行動，而且沒辦法說話。

他在出院之後，聽說我爲他做了急救，所以才沒有變得更加嚴重，於是在旁人攙扶之下，前來接受針灸治療。大概經過半年以上的針灸治療後，他語言的能力已經恢復正常，甚至能接受採訪，而且也可以單獨走動了。

事實上，那天早上暈倒的國會議員更加危急，因爲腦出血十分嚴重，但因爲立刻接受正確治療，所以無恙。因腦出血暈倒之時，急救比治療更緊急。先前暈倒的國會議員因爲國會事務處局長在他的十宣穴（危急時選擇的穴位，位於十根手指末端）針刺瀉血，也在他兩眉角連接點中央的印堂穴和人中穴上瀉血，所以在度過危機後，在他中風七大要穴上治療即可。

醒過來的國會議員只要在救急穴妥善治療即無大礙，但他本人希望再接受幾次治療。我看到一個人因爲及時接受針灸急救，所以健康無事。但另一人因爲未能接受治療，造成活動不便，我不得不強調應該把針灸和我們的生活緊密地連接在一起。

從很久以前起，中風就有「病中之王」的稱號。正如古籍中記載：「風者，王者也」它在各種疾病之中是最嚴重的。不會很快痊癒，也不會很快死去，只會折磨別人。久病床前無孝子，說的就是中風。

只要得過一次中風，無論治療效果多麼好，總是會留下痕跡，因此預防最爲重要。我會幫中風危險極高的動脈硬化或高血壓患者定好灸位，讓他們進行灸療。持續進行灸療的人當中，發生腦中風或因中風受苦的人極少。

接受灸療的人去醫院接受血液檢查的話，所有血液成分都會恢復正常或者獲得改善。血管也是血液製造的，有彈性的血管即便施以較高的壓力，不會輕易破裂，也不會發生堵塞，因此灸療是預防中風的最佳方法。

而爲了中風暈倒時預作準備，我希望每個人都學習可以作爲急救措施的針灸術。我也認爲作爲一種救人的方法，應該教導急救針灸法。現在針對一般人都會教導人工呼吸或夾板急救方法，但卻不教更簡單的急救針灸法，這讓我覺得無法理解。急救針灸法一定會爲韓國成爲一個沒有中風的國家做出貢獻。

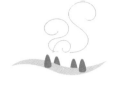

28 平壤民族服裝展 隨團主治醫師用的就是針灸

針灸在急救醫術上也很有效。需要緊急治療的情況時，吃藥很難立刻達到治療效果，因爲診斷出疾病後，必須準備好讓症狀消失所需的藥。而在緊急情況時，很難準備好治療各種疾病所需的足夠的藥。

但是針無論何時何地，處於何種緊急狀況時都可派上用場。如果準備好的針不夠，用熱水或火消毒後即可使用。針灸的針和打針使用的針頭不同，它沒有洞，所以消毒起來比較方便，在緊急時消毒也比較安全。以前的針會在髮髻上插入、拔出使用，或用嘴巴咬住、或用鼻息呼氣，這是因爲也許在針上會帶有鐵質，爲了去除鐵銹的意圖比較大。現在使用的針是不銹鋼合金製作的一次性無菌針灸針，更衛生也更安全。

總之，再也沒有比針灸的針更便於攜帶的醫療工具了，所以稍微懂得針灸的人一般都會攜帶針灸針，以備急用。

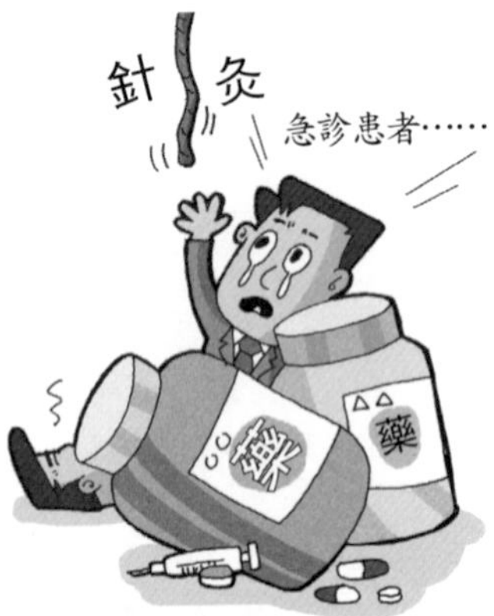

灸也一樣，只要有施灸用的艾草和香，還有一個點火的打火機就可以了，不分時間或場所都可施灸。裝有針筒、艾灸和酒精棉的小急救盒，小得足以放到西裝的內袋裡。

二〇〇一年六月，我與平壤民族服裝展主辦單位一起去北韓的時候，讓大家見識到針和灸是多麼有用的急救工具。當時我乘飛機到平壤，下飛機時發生了一件事。一位旅客被同行的幾個人攙扶出來，臉色蒼白，吐得很厲害，她在下飛機以後也因爲嚴重嘔吐導致全身無力。

我不忍心看她難受的樣子，一上巴士我就介紹自己是針灸師，問她是否要接受針灸治療。她難受得連說話的力氣都沒有，只是點了點頭。於是，我在她兩側的合谷穴入針。我在搭乘巴士前往目的地的途中回頭一看，不知她是不是覺得舒服一點，看她已經能與同行的人聊天了。後來，得知她是參加民族服裝展的女模特兒，平時也會經常暈車。經常暈車的人不適合乘坐飛機、火車、計程車、船等，即使之前吃了暈車藥，也沒有什麼用。因此，預防和治療暈車、暈船最好的方法是在百會穴施灸。

因爲在平壤機場不太方便拿出施灸的器具，所以我只給她做了入針治療。結果她在巴士上一點都沒暈車，臉色也紅潤起來，恢復了健康狀態。我因此而聲名大噪，在平壤期間做了民族服裝展主辦單位的主治醫師。但其實不是我厲害，而是針厲害。

我當時是爲了發展針灸學而去平壤了解針灸現狀以及探索交流之路的，沒想到卻意外做了主治醫師。剛到宿舍不久，我就被叫了過去。負責民族服裝展進行的一位女性因感冒而非常難受，體溫超過攝氏三十九度，因爲不停的咳嗽、流鼻涕、頭痛非常痛苦，再這樣下去，別說活動的進行，她連站起來走路都很有問題。

我在她的風門穴和肺俞穴施灸。風門穴好比風進入人體內的門，在治理風邪之一的感冒時非常重要。肺俞穴則是肺氣流入的穴位。此外，我在能起到降溫作用的頸部後方的大椎穴、位於上腕部主管人體外皮的外關穴入針。從很早以前開始，外關穴就被視爲能治療流行性感冒、頭痛和傷寒的主要穴位。懸鍾穴是調理手腳酸痛時的特效穴，也是治療骨頭和骨髓病症的穴位，在該處採斜針治療。同時，爲了止咳，我還在天突穴和廉泉穴刺針。過了一會，那位女性的高燒退了，身體也輕鬆了很多。

用針灸治療的我以驚人的速度，快速顯現出針灸的效果。用幾根針就治好了不可或缺的重要成員，讓他們能做事情，眞是萬幸。

必須治療的患者還有一人，那就是民族服裝展模特兒的領隊。她一隻腳幾乎不能使用，因患有椎間盤突出，連走路都有問題。甚至痛到連活動都沒有辦法參加。她知道我是針灸師，所以來請我幫忙。

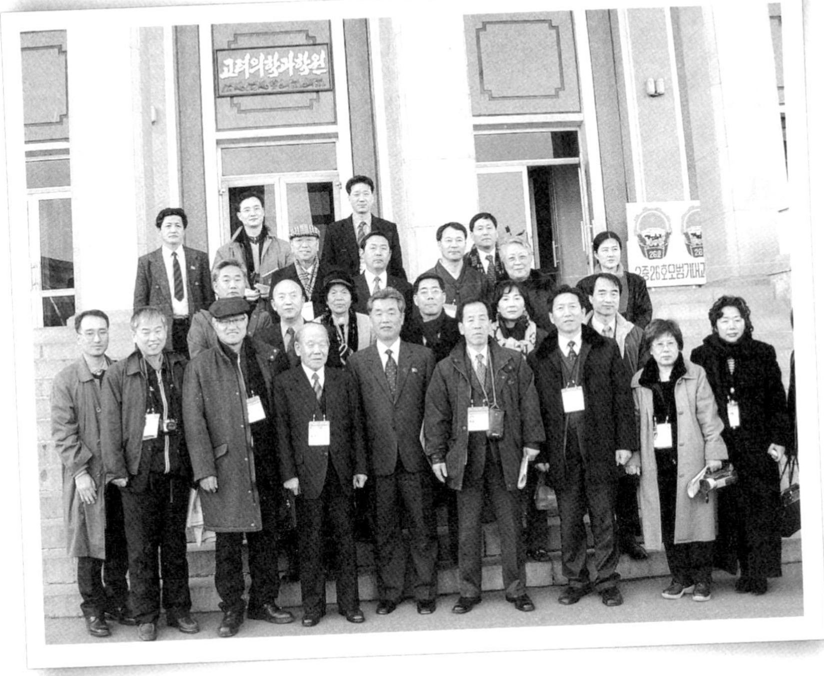

第一屆統一針灸學習討論會結束後，
南、北韓出席者在平壤高麗醫學科學院前合影。(2004年2月)

腰部椎間盤突出的開始大多是腰痛，其中多因腎虛引起，因爲骨屬腎，腎虛會造成骨骼無力，當然會出毛病。助腎儲精，加固脊椎骨的穴位以腎俞穴最好。

爲了診斷病因和部位，我從腰椎開始慢慢往下按，在按的過程中，患者會突然疼得叫出聲來，那個部位的腰椎就是椎間盤突出的病因。我在最疼的部位及其上下兩個穴位做了針灸治療。同時，在腳踝後面的崑崙穴和膝窩處的委中穴入針，疏通堵塞的經絡，促進血液流通，疼痛於是慢慢獲得緩解。

然後在腰下兩側突起的腰眼處撫摸，在痛處會發現有手指粗的筋絡來回移動，我在筋絡最粗的地方施灸。再從後背的脊椎骨向兩側撫摸，也發現了疼痛的部位，可把這個穴位視爲阿是穴，由於是臀部，肉較多，所以在阿是穴上要用長針深扎，以便針感達到腿部以下。

爲了增加骨與骨之間筋絡和肌肉的氣血，需要在匯聚筋脈正氣的陽陵泉穴入針並施灸。控制腰部肌肉的是腹直筋，在其上方，即肚臍旁邊的天樞穴和下方的大巨穴下針。小腿或腳趾末端疼痛時，可在大腿後側中央的殷門穴和小腿的承筋穴上針療。

腰弱不只是腰部的問題，還和全身虛弱有關，爲了全身的健康，進行了無極保養灸。在手臂兩側的曲池穴、足三里穴、腹部中央的中脘穴施灸可以均衡全身的氣血；肚臍下方的氣海穴和關元穴可以增加元氣，促進腎精生成，同時治療病根；頭頂的百會穴可以促進氣血流通；背部的肺俞穴和膏肓穴可以吸取、循環淨氣。

進行針灸治療以後，她覺得十分清爽，也能站起來走動。她當然完成了民族服裝展的任務。她覺得很神奇地說：「過去腳部幾乎無法使用，居然只針灸一次就完全好了。」我覺得比起稱讚，她的疼痛能夠消除，並且順利地進行活動的事實更加萬幸。

針灸以後，病完全好了的消息傳開後，來找我的患者也漸漸多了起來。在平壤的時候也是一樣，因爲日程很滿，而且期待和緊張感都非常巨大，所以出現了很多病患。負責服裝展參展模特兒美容的李佳子小姐因爲右臂不聽使喚來找我，擔任如此重任的人不能擡高手臂，可不是一件小事。而她得的是肩臂痛。

我先給她做了無極保養灸。然後在頸部後方的大椎穴、疼痛右臂的肩井穴、天宗穴和臂臑穴入針，藉以放鬆肩膀的肌肉。然後又用長針向下刺入肩膀凹陷處的肩髃穴。

李小姐的疼痛立即獲得緩解，她說不但順利完成了民族服裝展的任務，到現在手臂也沒有任何異常。如果沒有針灸的話會怎麼樣呢？爲了順利進行各項活動，每一個成員的健康都應該沒有問題。對突發的病症，可說針灸發揮了相當大的作用。在平壤的時候，我發揮了針灸的最大功用。

訪問北韓期間，我與記者一起去妙香山，在那裡又有一位突發患者出現。在野外吃午飯後，一個人突然發高燒，嘔吐不止，肚子疼痛，並感覺渾身發冷。雖然扎針時患者最好平躺著，但當時在野外，條件有限，我只能讓他坐到大石頭上。

治療腹痛，需要調理消化功能。因此，我首先在合谷穴入針。然後在可以止瀉的梁丘穴也扎了針，不一會他就慢慢好起來了。

嘔吐後通常會覺得寒冷，這時需要好好調理胃，才能祛除寒氣。因爲是在野外，所以不能脫掉上衣躺下，我讓他將上衣稍稍挽了起來，然後進行了調理胃的治療。在膈俞穴扎針，至陽穴施灸。另外，在可同時調理脾和胃的中脘穴和巨闕穴施灸。治療結束後，他覺得舒服了很多，也能立即站起來走動。

只要帶著針灸的器具，隨時都可能用上，這世界上還有類似的醫學嗎？所以說，針灸師是移動的醫院，針灸是綜合治療器。除了細菌性疾病和需要手術治療的疾病外，所有疾病都可以用針灸治療。

即便接受手術治療，在那之前可以保護生命現象的正是針灸。針灸可以止血，所以中國和北韓的特戰隊員都必須學習針灸。嚴格說來，一定要教導針灸的就是軍隊。在第五共和國期間，韓國的特戰隊員也必須學習針灸。

我認爲像一一九的急救員也應該學習針灸止血的方法，以應對緊急情況。針灸對登山愛好者來說，也是必需的。在腳扭傷、腰部受傷或者受到其他嚴重傷害時，針和灸有很大的用處。被蜜蜂螫到或被蠍子、毒蛇咬傷而中毒的時候，在傷處施灸可以解毒。如果因爲不知道這麼好的辦法不能自救而喪命的話多不值得，所以我常常告訴登山愛好者一定要帶上艾灸。

任何人都必須學習針灸，古時候認識字的人，幾乎都把針灸視爲一種常識，研究過針灸，在鄉村裡，只要是知識分子就一定會施針。兩班*貴族只是不好意思聲揚而已，其實在家裡都做。雖說醫療不是士大夫應該做的事，但家人如果生小病的話，通常不會請醫員來家裡，而是自己醫治，如此才是眞正的知識分子。

針和灸都是民間醫術，因此任何人都能學會。如果是要治療重病，那當然必須經過長久學習才行，但急救和輕微疾病的話，一般人很容易就能學會。在教導急救要領時，不能只教導在手腳施行夾板的方法，必須將入針的方法一起教給學生。即使只學會十種或二十種緊急情況下的針灸要領，到急診室搶救的患者就會減少很多。

*編註：兩班為古代朝鮮貴族階級之統稱。

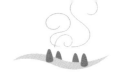

29 疼痛、傷疤都會完全消除，灸堂燒傷針

二〇〇三年一月二日，新年剛剛到來，有位燒傷的患者找到了我。K滿臉水泡，頭髮也幾乎燒光了，只剩下後腦勺還剩下一點。他在建築工地現場和同事一起用木頭點火取暖，對面的同事覺得火太小就澆上了助燃劑。澆助燃劑的同事沒事，K卻被風吹過來的火嚴重燒傷。

K被匆忙送去了醫院，醫院診斷顏面全部位爲二度燒傷，沒有別的治療方法，在傷口癒合後，需要移植燒傷的皮膚。當時讓他的眼睛都無法睜開的火氣和鑽心的疼痛怎麼都無法消除，再這樣下去，他覺得受傷的臉是絕對無法復原的，正灰心喪志的時候，有一位同事提議說道：

「聽說有個針灸師可以用針灸治療燒傷，在電視上也看到過，不如去試試看。」

我安慰他來對了，然後立刻開始給他進行治療。

治療燒傷的針法很簡單，只要在燒傷的部位入針就可以了。我開始在遭受燒傷的部位及其

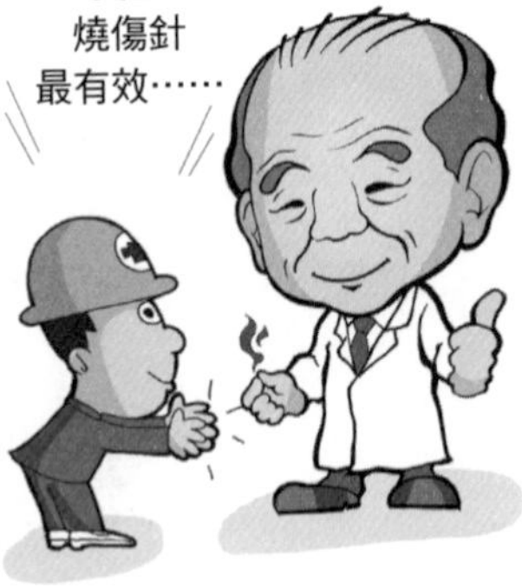

周邊密密地插針。燒傷是外傷，阿是穴特別重要。受傷部位的阿是穴可以祛除火氣和疼痛，是皮膚組織快速復原、不留下疤痕的決定性治療點。所以可說燒傷只要治療阿是穴就會痊癒。

爲了幫助人體的治癒能力，我又在幾處經穴入針。背部的風門穴自古相傳是消除身體熱氣的穴位，在此穴灸療，大片的膿瘡都會消失。我在他的風門穴上入針，去除燒傷的熱氣，防止傷口潰爛。

肺主皮毛，只有調理主管皮膚的肺，才能徹底治療皮膚的傷，所以我在背部肺氣流入的肺俞穴入針，恢復被火燒傷的皮膚組織。

小腿內側的築賓穴是解毒的特效穴，能化解胎毒、梅毒等，所以我在築賓穴下針，以化解火傷感染形成的毒素。

被火燒傷處因爲血液堆積，白血球聚集而出膿水，血海穴屬造血臟器——脾臟的經穴，可消除淤血。在該穴入針可以調節血液和白血球，還可以防止病菌感染，不會在傷口發生潰爛。

最後，手腕上方的外關穴是關係著身體外表，同時可以祛除病痛的痲醉穴。所以，在外關穴扎針，可以祛除病痛，並有助於皮膚快速恢復。

插完針兩、三分鐘後，K被燒傷的臉開始排出膿水，二十分鐘後，膿水排盡。又過了十分鐘，我將他臉上的針拔出。K驚喜地說：

「我好像又活過來了。既疼痛又火辣的感覺終於消失了，謝謝您！」

我告訴他，明天再過來一趟，經過三、四次的治療就可以了。他又問我：

「醫院說要進行皮膚移植手術，這該怎麼辦？」

我告訴他，不必擔心那樣的事情，針灸對治療燒傷非常有效。

K第二天來的時候顯得更加安心，他說燒傷後，因爲疼痛一直無法入睡，前一天做完針灸終於睡了個好覺。那天他接受了三十至四十分鐘的針灸治療後就回家了。第四天再來的時候，他的臉上佈滿了痂，燒得那麼嚴重的臉這麼快就癒合了，讓他覺得不可思議。

「只要痂掉落就行了，現在雖然痂很硬，再過一、兩天，你臉上的痂就會自然地掉落，那時臉上就會有新肉長出來了。」

「那我什麼時候再來啊？」

「不用再來了，因爲不用管它，痂自然會脫落。」

雖然告訴他不必再來了，過了幾天他還是來了，說是想給我看看痂都掉光、痊癒的臉，以示感謝。他差點就因爲臉部燒傷，一輩子都要在痛苦中度過。看著他痊癒的臉，我不禁慶幸自己研發了燒傷灸。

二〇〇三年春節連休開始的一月三十一日早上六點，又有另一位嚴重的燒傷患者來針灸院找我。當年三十二歲的S爲了治療燒傷，從居昌到首爾來。

「我是昨天從居昌出發的，但是中途車子故障，錯過了診療時間。」

「怎麼受傷的？」

「家裡著火了，全部都燒光了，比起臉部燒傷，家裡燒光還比較可以忍受。」

S的臉部、脖子都被燒傷，甚至兩耳也被燒傷了。著火的日期是一月二十八日，燒傷也是那天發生的。前兩天他在慶尚南道的一家綜合醫院住院，他說醫院診斷他是顏面二度燒傷，至少得在醫院待一個月以上，而且要他做好皮膚移植的心理準備。他一想到一輩子得這樣醜陋地活著，就覺得十分絕望。他的家人中有人記得以前在電視上看過我，於是立刻上網找到我，所以才上來首爾。

「二度燒傷只要做兩、三次診療就會好，雖然已經過了幾天，但看上去還沒有留下疤痕。」

他躺在診療台上，安靜地接受針療。我留下針後等待，S的呼吸聲變低且有規律。疼痛緩解之後，變得很舒服，大部分的患者都會睡著。我拔針的時候，S從睡夢中醒來。他也說自己辛辣的火氣好像都已經去除，現在不痛了，雖然只睡了很短的時間，但睡得很香甜。

燒傷除了疤痕的問題以外，最嚴重的是疼痛的問題，因為燒傷的疼痛非常嚴重，說是還像在火裡一樣辛辣、疼痛。燒傷針最大的優點就是疼痛立刻獲得緩解，這從患者睡得很舒服可略知一二，但患者自己也說疼痛都不見了。

燒傷針可以不留疤痕地痊癒。醫院治療二度以上的燒傷無論燒傷部位有多小，想痊癒的話，得花一些時間。燒傷部位大的話治療時間更長，至少需要一個月以上，可是只要接受燒傷針治療的話，大概七到十天就會痊癒。

剛開始的時候，患者本人和家屬看到燒傷部位流出膿水都大為驚嚇，但如果知道原理的話，不但不需要驚嚇，反而應該歡迎。膿水是白血球聚集的產物，而白血球是人體擁有的免疫力的本體。如果人體遭到病原菌入侵，聚集起來作戰的正是白血球。因此流出膿水是白血球正奮力活動的證據。

S也是接受三次針療後，就為之痊癒。他反覆道謝後才離開診療室。

我第一次見證針治療燒傷的效果是在一九八六年一月。那天出診的我剛剛回到家，就看到了可怕的一幕，妻子的臉部和胸部被嚴重燒傷，正痛得呻吟。那天，孩子們都很晚才回家，妻子一人躺在房間裡忍受著疼痛的煎熬。

妻子一看到我，原本呻吟著的她臉上出現血色。她滿臉水泡，胸部的衣服和肉都粘在一起。她用手指了指臉上和胸前插著的幾根針，我明白了她的意思，原來妻子自己給自己扎針了，我立即給她調整針位並做針灸治療。

十分鐘後，妻子的喘聲漸小，疼痛也減輕了。原本扭曲的臉也比較從容了，她說辛辣的疼痛好了很多。她和我說了燒傷的經過。

「因爲更換煤球的時間到了，我想去看爐灶的火，可是卻滑倒了，當時碰倒了燒水的鍋，鍋裡滾燙的開水就全部……」

她心想家裡沒人，剛開始感到絕望。這時她想起我說過針灸可以治療燒傷、燙傷，就急忙找出針盒，開始自己在燙傷處扎起了針。沒學過針灸的人在自己的臉上和胸前插針不是一件容易的事，妻子忍受住難以忍受的疼痛，開始插針，正當手足無措的時候，我剛好回來了。

妻子在火氣消失，疼痛也緩解後問我：「不用去醫院嗎？」我看著她的臉孔，笑了出來。因爲我想起被燒傷的妻子哼哼唧唧地自己在身上插針的樣子。

雖然是因為沒有其他辦法才這麼做的，但是妻子也表現出她的勇敢。一般人不會相信針灸可以治療燒傷，但妻子卻憑著對我的信任如此做了。

事實上，那個時候我還沒有眞正治療過燒傷的患者。最多只是治療過因爲其他病症而來，手腳有輕微燒傷的患者而已。我之所以確信針灸具有可以治療燒傷的卓越效果，僅僅是因爲針灸的原理。

針不僅能排除膿水，對潰瘍也很有效。胃潰瘍是因爲胃有炎症造成的，女性的寒症也是因爲子宮或陰道有炎症而發生，用針灸可以治療。耳朵發炎出膿時的中耳炎，用針灸也可以治療。既然用針灸可以治療這些炎症引起的疾病，當然也可以治療燒傷了。如果輕微燒傷可以不留痕跡地獲得治療，那麼嚴重的燒傷也一定會治好的。

結果，我的妻子成了我的第一個燒傷患者，也成了針灸可以治療燒傷的有力證據。妻子被燒傷雖是一件令人難過的事，但也是給患者燒傷可以克服的希望之機會。

遭受燒傷，在腐爛的部位插針的勇敢妻子再一次相信了我，在家裡接受針灸治療。傷勢嚴重的妻子第三天就開始好轉了。膿水消失後，傷口開始慢慢結痂。膿水消失，疼痛也不再出現，痂出現後，自然就會完全痊癒了。

「就像這樣，燒傷經過三天就會痊癒的，感覺怎麼樣？」

我很滿足地對妻子說，可是妻子說她結了黑色的痂，照鏡子後覺得太難看了，於是轉過身去。

針灸治療後的第六天，妻子的痂變得皺巴巴的，她帶著一張很醜的臉來到了我的針灸診所，我想讓別人看看針灸治療燒傷的效果，於是說服了惱火的妻子。我讓妻子在針灸診所坐了一天，我把那些不相信針灸可以治療燒傷的人叫來，讓他們親自看看妻子的臉，大家親眼看見後，都期盼著看到痂脫落後妻子的模樣。

第八天的時候，妻子臉上和身上的痂都脫落了。燒傷的部位長出了新肉，皮膚也長得很好，連皺紋都消失了，所有人都覺得簡直無法相信。

消息傳開後，妻子的一位朋友來了，她看到妻子皺紋消失的臉開玩笑說：「想消除皺紋的話，被燙傷後用針灸治療就可以了。」

如果想治療燒傷，就請接受針療吧！我成功地治療了燒傷，更可以理直氣壯地提出治療方法了。在妻子被燒傷的過程中，目睹治療結果的人都頻頻點頭，可是另一方面又流露出一副無法理解的表情。會不會是偶然啊？會不會太急了？他們好像想這樣說。

妻子痊癒一個月後，又來了一位燒傷患者，那時已經快到午飯時間，針灸院裡突然出現騷動，然後有人急忙推開診療室的門，是附近裁縫店的大嬸，她被燒開的牛肉湯燙傷，被人背過來的。

我揭開她的裙子一看，右腿燙傷非常嚴重，從大腿到腳背都起了大大的水泡，大嬸疼得身子發抖。

我先從受傷部位的阿是穴開始扎針，然後分別在能使治療效果加倍的風門穴、肺俞穴、築賓穴、血海穴、外關穴扎針。

插針五分鐘後，大嬸不再感覺疼痛了，用祥和的臉孔望著我。

「大夫，我覺得舒服多了。」

過了一會，她就安詳地睡著了。

從隔天開始，大嬸受傷的部位開始癒合，三天後，傷口停止流膿，痂開始變硬。一星期後痂開始脫落，沒有留下疤痕。

雖然是我治療的，但我實在不敢相信。用這麼簡單的方法又創造了奇蹟！怎麼會這麼快，而且不留下任何疤痕？

燒傷治療過程

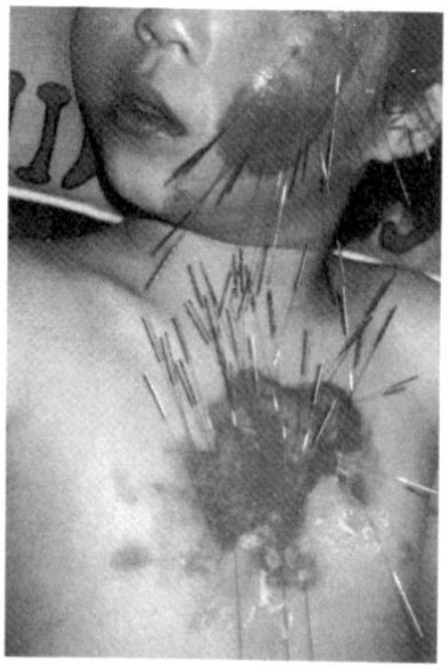

燒傷當天

在燒傷部位以1～3公分為間隔施針。根據燒傷程度，至少插30分鐘以上。依據嚴重的程度，疼痛會在5分鐘到一個小時內消失。

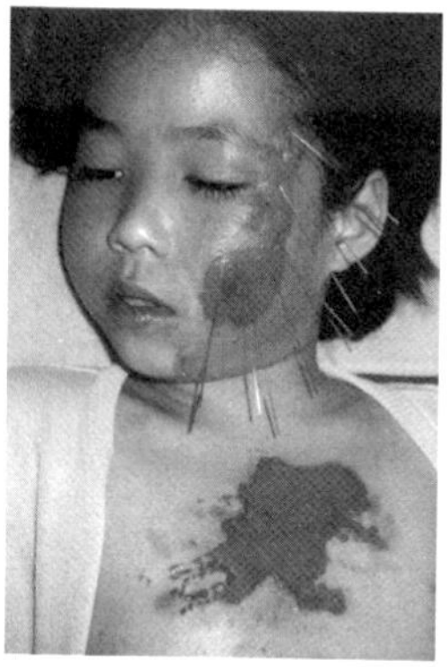

治療第一天（17個小時後）

燒傷部位損傷的表皮不需故意去除。

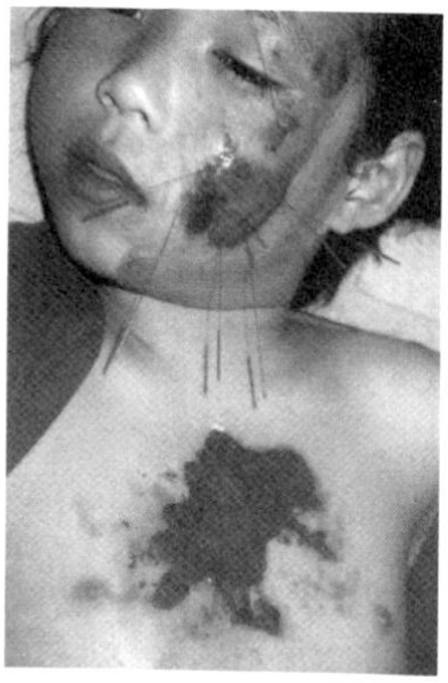

治療第二天

治療膿水和浮腫後，上皮化（痂）會開始結出。上皮化進行的過程中，如果流膿水，用針繼續治療，如果不流膿水，則針療結束。

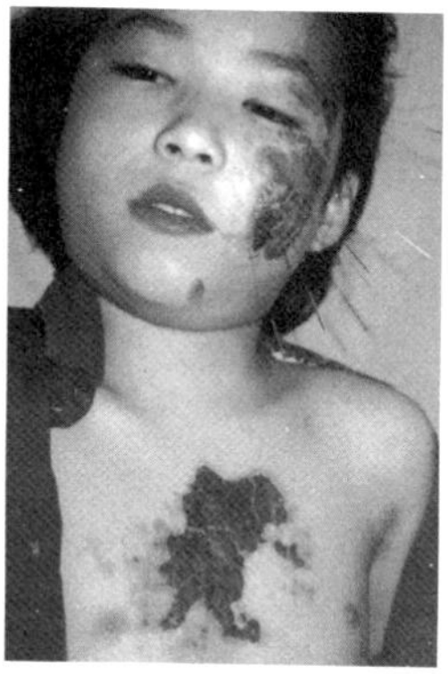

治療一周後

上皮化的過程中，如果把痂拔除，會留下疤痕，還得再花更長時間治療，絕不可以故意去痂。

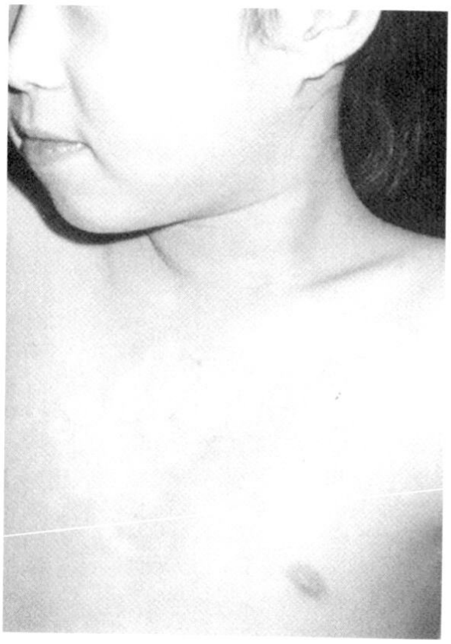

治療一個月後

用肉眼幾乎無法確認燒傷痕跡，完全獲得治療。

從那時起，我就開始記錄燒傷的治療案例。我準備了小型攝影機，並通知周邊的人免費治療燒傷。漸漸地，聽到消息的燒傷患者接踵而來。有被牛骨湯燙到腹部以下的老闆娘；有被瓦斯火燒傷的瓦斯配管工；有被高壓電線灼傷的電工；有開瓦斯時被燒著的衣服燙傷的老奶奶；有吃栗子時燙傷嘴巴的小姐；有被洗澡水燙傷的孩子；有點火時被燙傷的主婦等，我無法一一列舉。

結果是完全成功。如果用針灸可以治療燒傷的消息傳開，而醫生也願意用針灸來治療燒傷的話，那麼許許多多燒傷患者就可以從疼痛和疤痕的後遺症中解脫。

我堅持記錄了將近四年的燒傷治療案例，詳細記錄了患者的狀態、燒傷的程度、燒傷的原因等，並拍攝了患者傷口痊癒的過程。搜集了足夠的資料後，我找到了全世日博士。全世日博士在針灸治療方面有獨到的見解，並在美國獲得了針灸師資格證。在韓國，他不僅是西醫界、針灸界的傑出醫師，而且是替代醫學界的先驅。

我向全世日博士提出了共同研究的提案，他也很感興趣，可惜他不是主攻燒傷的。因此，他向我介紹了主攻燒傷的K博士。我給K博士看了醫療記錄，並詳細說明了治療方法，K博士表示有高度的興趣，可是也僅止於此，他的身份不是開業醫師，而是綜合醫院的醫師，K博士沒能說服醫院的經營管理階層。

雖然我曾想發表利用針灸學與現代醫學的結合，藉以治療燒傷的效果，但最終我領悟到還是必須自己一個人走這條路。即使這樣，我並沒有放棄，繼續搜集燒傷的治療案例。一九九四年，我在世界針灸學會研討會（國際針灸學術會議）上發表了研究資料，雖然得到了與會者的關注，但大家也只是承認了針灸可以治療燒傷的事實而已。

從那以後，每當教導醫生們針法的時候，我都不會忘記告訴他們針灸可以治療燒傷。而且在他們的針灸醫術到達某一水準之後，我都會從燒傷治療開始教起。

燒傷的針療效果開始慢慢發揮價值，醫生們開始用針治療到醫院尋求治療的燒傷患者，並且直接體驗驚人的成果。哭著訴說自己疼痛的孩子慢慢痊癒，三四天以後結痂，一星期後完全復原，他們目睹這樣的過程之後，來向我學習針灸的醫生也增加不少。

我不是醫學者，而是醫術者。我是和活著的生命一起呼吸的術者，所以即便醫學無法說明，但我相信生命現象創造的成果。即便如此，二〇〇二年，漢陽大學解剖學教室的白斗鎭教授研究小組向我提出共同研究題爲《使用灸堂燒傷針法的白鼠瘡傷治癒研究》的提議，藉以釐清燒傷針治療的機制，其成果並已問世，當然結論是「有效」。

所以，如果不是非去醫院不可的嚴重燒傷，大家可以試試我的方法——在燒傷部位的邊緣扎幾針。扎針的方法比消化不良時扎手指尖的方法還簡單。五分鐘左右，疼痛就會緩解，幾天之後傷口就會逐漸癒合。

【附錄】

一生健康的灸療法——無極保養灸

1. 灸是什麼

在醫學尚未發達的原始時代，人們如果生病時，大概是憑藉本能和經驗。根據經驗，撫摸、壓按、按摩疼痛部位的話，痛覺就會逐漸消失。但是當時還只是停留在用手加以刺激的水準。隨時間過去，人類的經驗獲得累積，多樣的方法被研發、整理出來。

和大多數傳統醫學一樣，灸的歷史也非常悠久，可以追溯到文明的黎明期。中國古醫籍《黃帝內經》就有關於灸的起源之記載。《黃帝內經》作爲一本系統化的世界性醫學參考書，記載著有關針灸醫學的內容，其中就有「灸」的起源：

故東方之域，天地之所始生也，魚鹽之地，海濱傍水，其民食魚而嗜鹹，皆安其處，美其食。（中略）其病皆爲癰瘍，其治宜砭石（砭石：石針），故砭石者，亦從東方來。（中略）

北方者，（中略）藏寒生滿病，其治宜灸焫，故灸焫者，亦從北方來。

——《黃帝內經》中〈素問〉篇「異法方宜論」

這裡說的東方，是指中國本土的東方或者韓半島一帶；北方則是指從滿洲西部地帶開始到蒙古一帶。這裡的文字說明表示，比起中國本土，東方和北方地域在針灸術的使用上更早，也意味著後來中國本土醫學的發展是受此影響的。

漢字「灸」由久和火組合而成，是燒長久的火的意思。灸的治病效果來自灼傷中生成的異種蛋白質。在皮膚上直接放艾炷後點燃，使皮膚受到輕微灼傷，體內就會生成異種蛋白質。這種異種蛋白質能夠調節人體功能，並使病情得以好轉。

異種蛋白質會因種類和個人的體質不同而引起打噴嚏、流鼻涕、流眼淚、長痘等多種過敏性反應，甚至會引發腹瀉、嘔吐、食物中毒等症狀。但是，經由施灸產生的異種蛋白質不但完全沒有副作用，而且可以增加體內的免疫物質，並提高人體的抵抗力。

很久以前就發現灸療效果的日本科學家在一個世紀之前就開始對灸進行研究。日本研究灸的先驅是原志兔太郎博士，他在二十世紀初，從京都醫科大學畢業，然後去九州大學的醫學部衛生學研究室工作，開始進行灸的研究。他的著述《對萬病有療效的灸療法》在當時以驚人的五十版銷售量銷售，現在也持續出售中。後來，原志兔太郎博士設立灸醫學研究所，在他死之前，一直埋首於灸的研究和治療。

經由原志兔太郎博士的研究爲契機，日本的灸研究加速進行。醫生們紛紛發表研究成果，各醫科大學競相發表灸的效果。日本在第二次世界大戰戰敗，雖然短暫中斷研究，但從一九五〇年代開始，又恢復對灸的研究，直到今日。

近年來的研究結果表明，施灸後細胞的活動速度加快，皮膚和黏膜的傷口容易癒合，骨折的部位也會迅速恢復，還能促進血液循環，血液成分也會發生變化。血液中的紅血球指數得到提高，體內的含氧量也會增加。同時，白血球的數量也會增加，健康的白血球可以提高血液的免疫作用。此外，施灸後還能使荷爾蒙和神經穩定，內臟的功能也會恢復正常。更神奇的是灸的鎮痛效果，服用藥物也很難祛除的疼痛，施灸後疼痛會獲得緩解甚至消失。

2. 灸的一般性效果

(1) 活躍細胞運動

人體的最小單位是細胞。人體的皮膚、肌肉、骨頭、神經、血管等都是由細胞組成的。細胞非常小，只能用顯微鏡來觀察，但每一個微小的細胞都具有生命，而且還能運動。疲勞或生病意味著體內生病的細胞變多。施灸能夠消除疼痛，並能治療疾病，是因爲灸能活化細胞，使遲鈍的細胞更加充滿活力，變得更加健康，還能把生病或死去的細胞迅速排出體外。

(2) 促進血液循環

血液循環在整個體內起著至關重要的作用，血液負責把通過肺進入體內的氧氣和由腸吸收的營養輸送到細胞，同時把細胞使用後剩下的廢棄物和二氧化碳運輸到肺和排泄器官。所以，一旦血液循環不通暢，供給和排泄也會受到影響，導致身體生病。

施灸能使血液聚集到施灸部位的周圍，在此過程中，凝固的血液會自然地流動到之前未及的部位，因此，血液循環會變通暢。

(3) 使血液成分發生變化

血液中有紅血球、白血球、血小板、血漿。施灸可以改善血液成分。

男性每立方公釐的血液中，運輸氧氣的紅血球大概有五百萬個左右，女性有四百五十萬個左右，施灸可以使這些紅血球的數量增多。因此，血液中的含氧量也會增加，血液會更加新鮮。白血球增多可以提高免疫力，減少感冒或患傳染性疾病的機率。血液與空氣接觸就會凝固，這樣的止血功能來自血小板，它在血管破裂或出血時，把出血量壓到最低。施灸可以使止血功能得到明顯改善。此外，施灸還能防止血液氧化。

(4) 調解荷爾蒙的分泌

荷爾蒙是內分泌器官中生成的少量物質，具有調節人體功能的作用。荷爾蒙具有生長、生殖、消化、調整小便、調整血壓等多種功能。荷爾蒙雖然是微量元素，但一旦缺乏或過量，就會引起人體疾病。

施灸的優點在於能調節現代醫學無法解決的荷爾蒙分泌問題。在荷爾蒙分泌的器官或有關聯的部位上施灸，自然就能夠調節荷爾蒙的分泌量。

(5) 調節神經功能及內臟功能

神經具有反射作用，與意識性行爲毫無關係，可以調節運動或內臟器官的功能。神經通過讓肌肉運動來驅使身體運動，使身體能夠承受外部的刺激。

施灸能調節神經功能。臥病在床的中風患者的病情能夠得到好轉，就是因爲他的神經功能得到了改善。皮膚中分佈著管理內臟器官運動的神經，在這些點上施加刺激，就能調節神經功能和內臟功能。

(6) 鎮痛作用

鎮痛是灸的傑出效果之一，疼痛部位的神經比其他部位的神經更加緊張，施灸能夠緩解神經緊張，最終消除疼痛。因爲施灸能使血液循環變得通暢，使廢棄物迅速排出體外，使僵硬的血管和肌肉鬆弛，疲勞感消失，過度緊張的神經和內臟器官也能夠恢復正常。

(7) 改善體質

長期堅持施灸可以從整體上改善體質，緩解頭痛等慢性疼痛，也可以預防感冒或其他傳染性疾病，過敏性症狀也會大大減少。這是因爲灸能夠改善人的體質。灸可以把算不上是疾病的、造成身體不舒服和難受的根源徹底消除。

(8) 對老繭、瘤、雞眼的治療效果

皮膚的角質發生變化，會導致組織的石灰化和僵硬，最終會形成老繭、瘤或雞眼。灸對這些角質也有治療效果。雞眼是微不足道的小病，但是時間過長就會引發劇痛，也很難拔掉。但只要在雞眼部位一次性施灸三十壯以上，雞眼過一會就會跟結痂一起落下。老繭、瘤、雞眼都是石灰化的角質，所以施灸時並不會感到燙。

3. 無極保養灸

無極保養灸是什麼？

無極保養灸是我的治療法核心所在，是我根據古代醫書中記載的所有灸術，經過二十多年的臨床經驗加以檢驗後創造出來的。四十多年來無數患者的治療效果已經證明其功效。

之前的灸術只局限於由專門的針灸師來做，而無極保養灸人人都可以用，而且適用範圍廣泛。

無極保養灸不僅是治療法，更是保養法。無極保養灸的灸位是從人體內三百六十多個經穴中精挑細選出來的穴位。無極保養灸是以協調的原理創造出來的療法。就像人與人之間的協調

非常重要，經穴和經穴之間的協調也非常重要。無極保養灸結合了從古到今的各種醫書裡認可的各種協調性經穴。

無極保養灸是治療慢性病的療法，也是預防疾病的灸法。長時間施灸的話，幾乎所有的疾病都會得到好轉。

(1) 足三里

三里穴是長壽穴。在日本，以長壽聞名的萬平家族中，三代就有六個人超過了一百歲。他們長壽的祕訣就是在三里穴上施灸。

把三里穴稱爲長壽穴是有根據的。人一旦上了年紀，下體的氣就會流到上體，這就是爲什麼小孩一刻也坐不住，一直都要跑來跑去，而老人們卻總是下肢無力，走路都困難。

在足三里穴施灸，流向上體的氣就會回到下體，使下體重新恢復力量。同時，使氣不再偏向於上體，而是在全身循環暢通，最終使身體更加健康。

足三里穴是下拉氣力度很大的穴位，所以如果沒有罹患特殊疾病，一般不會用在孩子身上，只用在成人身上。

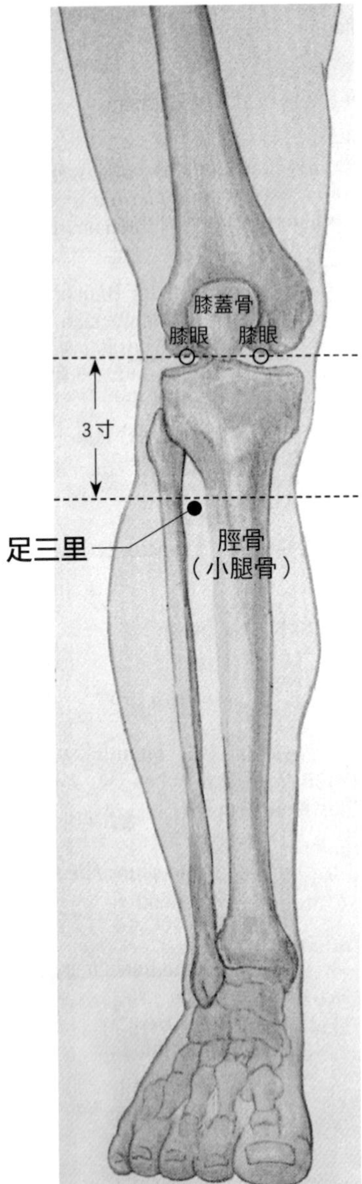

位置：三里穴在膝蓋下方。我們現在看膝蓋下方的部位，膝蓋稍微往下會有脛骨突起，撫摸其下方，會在脛骨旁出現凹陷部位。該穴即爲三里穴。用力按足三里穴會感到壓痛。

(2) 曲池

論健康和長壽時總是少不了曲池穴。曲池穴是治療高血壓、糖尿病和中風等疾病時不可或缺的穴位。

在高血壓患者的曲池穴上施灸，可以降壓。偶爾有些患者血壓沒有恢復正常，但因高血壓而產生的各種症狀也會得到緩解。只要堅持施灸，糖尿病患者的病情也能夠得到好轉，並且還可以預防中風。除此之外，在曲池穴上施灸，會使皮膚變得更加美麗，內臟也會更加堅實。

位置：在肘橫紋外側端，曲肘，在尺澤穴與肱骨外上髁連線的中點處。用力按曲池穴會感到酸痛。

(3) 中脘

從解剖學的角度來看，中脘穴位於腹部中央，是身體氣血循環經絡的出發穴。作爲影響全身的經穴，對高血壓、胃潰瘍、消化不良、肚子痛、嘔吐、食欲不振等病症具有特效。

位置：在上腹部兩側排骨相會處可找到，中脘穴就是此支點和肚臍中間點，將身體分成左右兩側的中間線上。

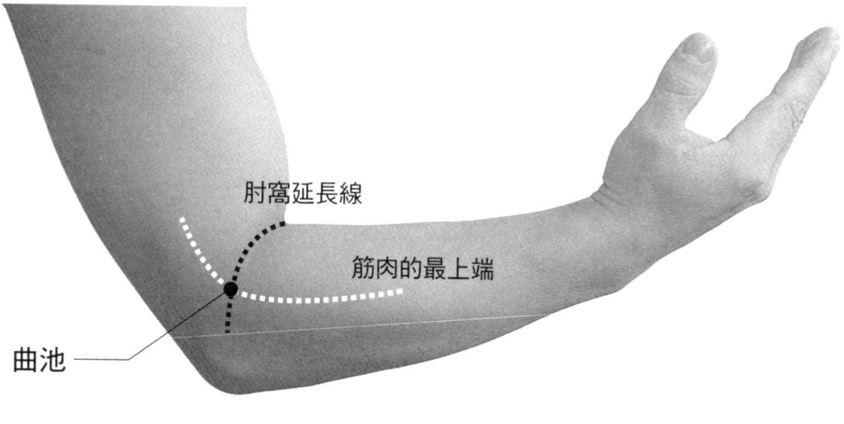

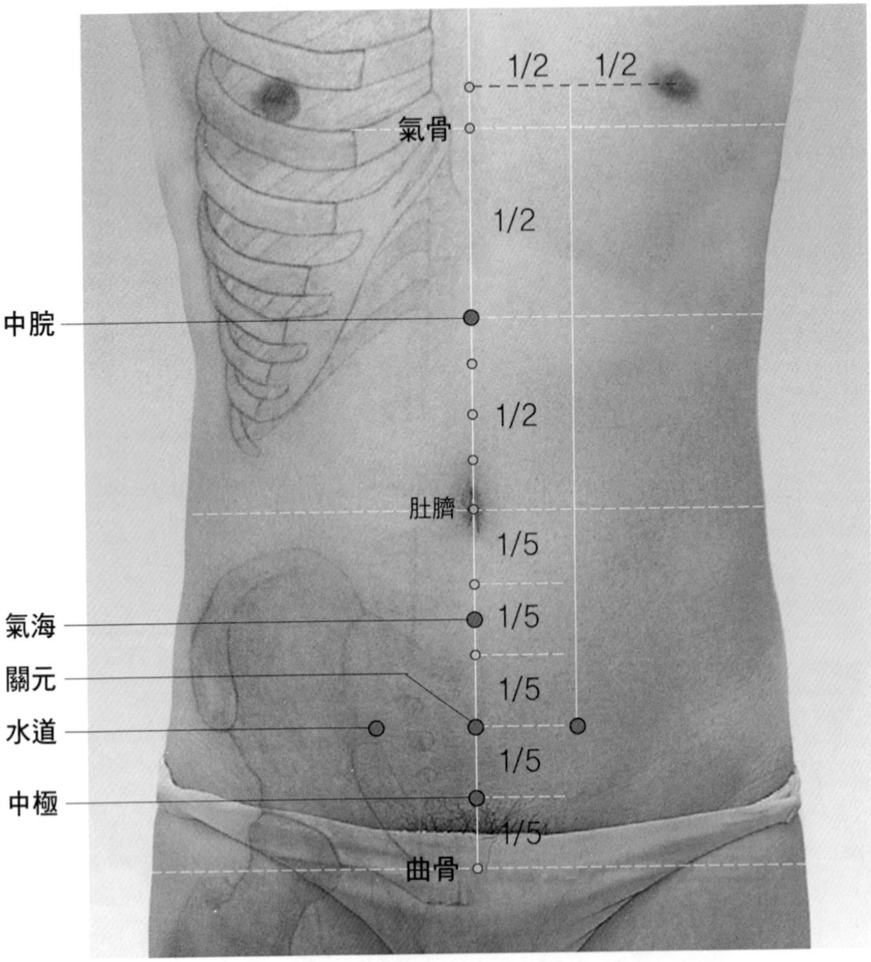
1/2
1/2
氣骨
1/2
中脘
1/2
肚臍
1/5
氣海
1/5
關元
1/5
水道
1/5
中極
1/5
曲骨

(4) 氣海穴與關元穴／男性

精是生命的根，也是實現生殖活動和生命活動的基本物質。作爲生命的源泉，精爲我們維持身體、延續生命。氣海穴與關元穴就是精聚集的穴位。

如字面的意思，氣海就是氣的海洋，是先天性元氣聚集的部位，也是生命的根源。關元穴是形成男性之精的根本，有古話說，七八十歲的老人也能回春，指的就是關元穴的奇效。在氣海穴與關元穴上施灸，會使人充滿活力，不知疲勞，而且生殖能力和性能力也會明顯得到改善。

位置：氣海穴與關元穴在肚臍下方。如果將肚臍到恥骨分成五等份，則從肚臍開始的第三部分即爲關元穴。氣海穴則是從肚臍第一、第二支點的中間。

(5) 中極穴與水道穴／女性

對於女性，是以中極穴和水道穴代替氣海穴與關元穴。中極穴離人體內儲存水液的膀胱很近，是膀胱之氣聚集的地方，位於女性精的根源——子宮的上方。如字面意，水道是水液的通道，從解剖學角度上看，水道穴位於卵巢上方，是治療女性疾病時必不可少的穴位。

位置：中極穴與水道穴在肚臍下方。如果將肚臍到恥骨分成五等份，則從肚臍開始的第四部分即爲中極穴。水道穴則是位於近似男性關元穴的兩側。

(6) 肺俞

肺俞穴是肺氣匯聚的穴位。人一旦變老，就會經常感到後背發癢，有種涼風吹來的感覺，還會感到胸悶和僵硬，這個部位就是肺俞穴。

很多上年紀的人都曾得過肺病。因爲

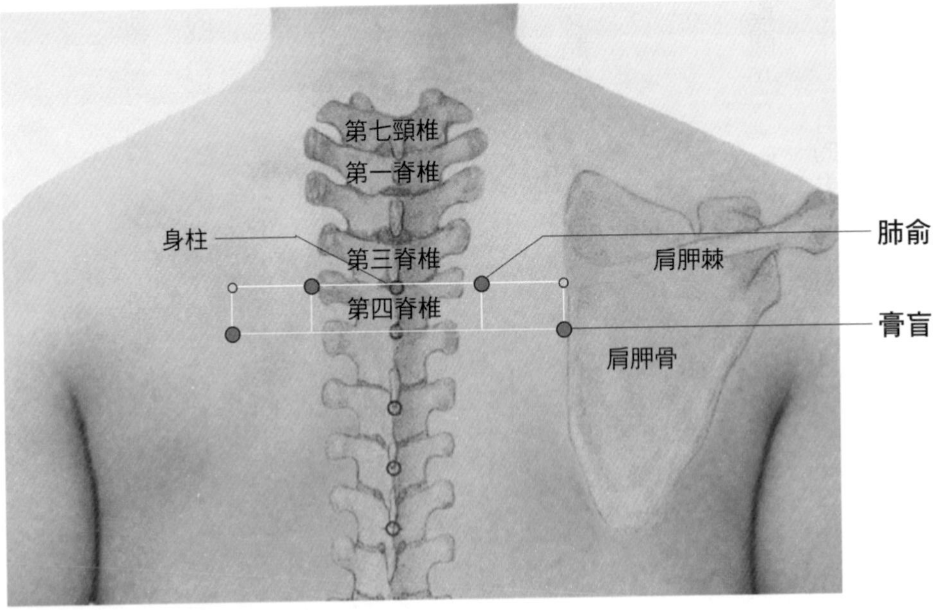

在他們年幼時流行過肺炎，他們年輕時正是結核病最猖獗的時候。現在的年輕人當中也有很多人肺不好，多是因為空氣污染所致。因此，不管是老年人還是年輕人，只要在肺俞穴上堅持施灸都會有好處。

位置：肺俞穴在背部，稍微低頭時，骨頭會突出來。這裡正是第七頸椎，也是最後一根頸骨。如果想確認是頸椎還是胸椎，只要將頭部左右轉動即可。轉頭時，如果骨頭移動就是頸椎，不會移動的話就是胸椎。頸椎下方連接胸椎，肺俞穴即位於第三胸椎和第四胸椎，椎間凹陷處與肩胛骨邊角相交處的中央部位。換而言之，在身體中央的胸椎左右兩側各有一個肺俞穴。

(7) 膏肓

膏肓穴是同時治理心臟和肺臟的重要穴位。從前有句話說：「一旦膏肓穴上生病，就無法治癒了。」由此可見膏肓穴的重要性。古代醫書《醫學入門》中說，在膏肓穴上施灸能治百病，再加上在氣海穴和三里穴上施灸，治療和保養即可同時解決。

在膏肓穴上施灸，瘦小的人會健壯起來，數十年的老毛病也會有所好轉。

位置：膏肓穴在背部，低頭時，骨頭會突起，這裡正是第七頸椎，膏肓穴在其下方第四胸椎和第五胸椎之間凹陷處和肩胛骨邊緣交會點。

(8) 百會穴

百會穴是督脈、足太陽膀胱經、手少陽三焦經、足少陽膽經、足厥陰肝經的交會穴。也是各種氣匯聚之處。位於頭頂的百會穴直接接受上天之氣，可調節陽氣。

在百會穴上施灸，對精神病、癲癇、頭痛等頭部疾病有治療效果，還能提高記憶力和集中力，使人變得更加聰明。因此，百會穴是對大人和小孩都非常重要的穴位。

位置：百會穴在頭部，當前髮際正中直上五寸，或兩耳尖連線的中點處，即爲百會穴。

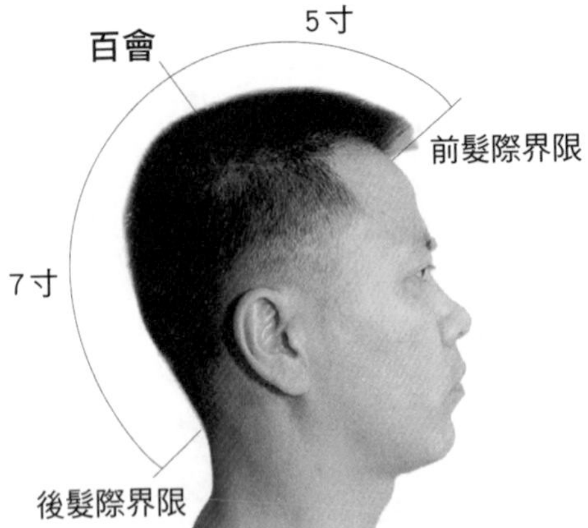

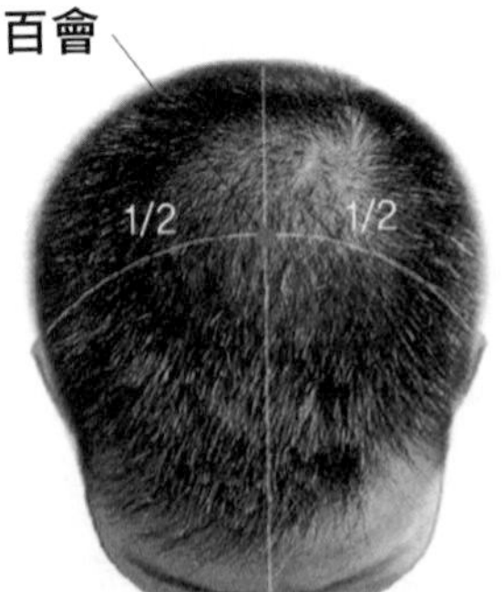

施灸的方法

艾炷必須是三年以上的艾草所製而成，唯有如此治療效果才會最佳，容易點火並燒到最後，也不會那麼燙。

（1）如圖，左手輕輕握住，將適量的艾絨放在左手拇指和食指之間，把艾絨輕輕揉捏成長條。此時手指不需用力，如果用力，灸艾就會揉不出來或變得堅硬，越硬則燒得越久也越燙。

（2）用右手的拇指和食指把長條艾絨弄斷，其形狀如圓角，這就叫灸棒，其大小為半個米粒或米粒大小。

（3）左手大拇指上沾點唾液或水分（也可以用灸戒代替鋮，將棉花沾上水，在灸療的位置上塗抹或貼上灸棒。）

（4）用弄溼的中指將相應灸位弄溼。右手拿掉的灸棒輕輕放在左手大拇指指甲上，沾上水份。

（5）將弄斷的艾炷放在弄溼的灸位上。

（6）用燃燒的線香將艾炷頂端輕輕點燃。

☞ 灸通常在一個穴位點五壯，但從第二壯開始可省略（3）、（4）的過程。在灸棒燒完留下的灰燼之上再輕輕地放上新的灸棒，火可以輕易點著。

艾炷燒完後需要把灰收拾掉。這些灰用擰乾的溼棉來擦，很容易被擦掉。但是，一定要注意擰乾溼棉，棉上如果水分太多的話，灸位上可能會出現水泡。溼棉最好是手上不沾水，並且能感覺到濕潤的程度。

（1）
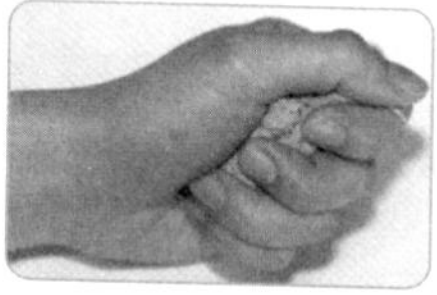

（2）
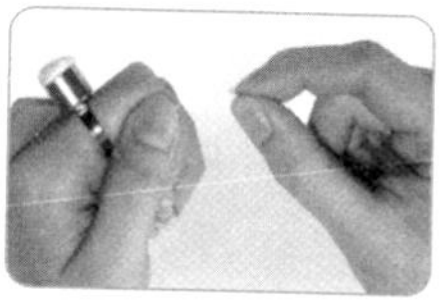

（3）
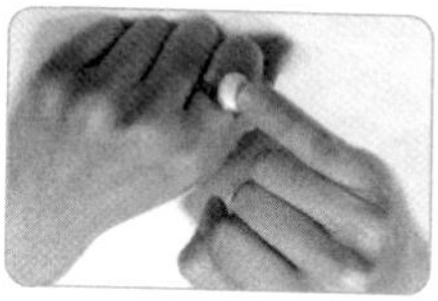

（4）
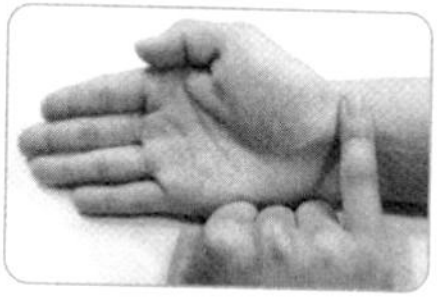

（5）
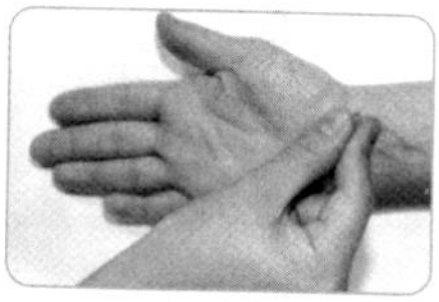

（6）
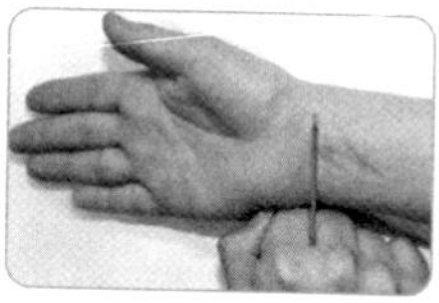

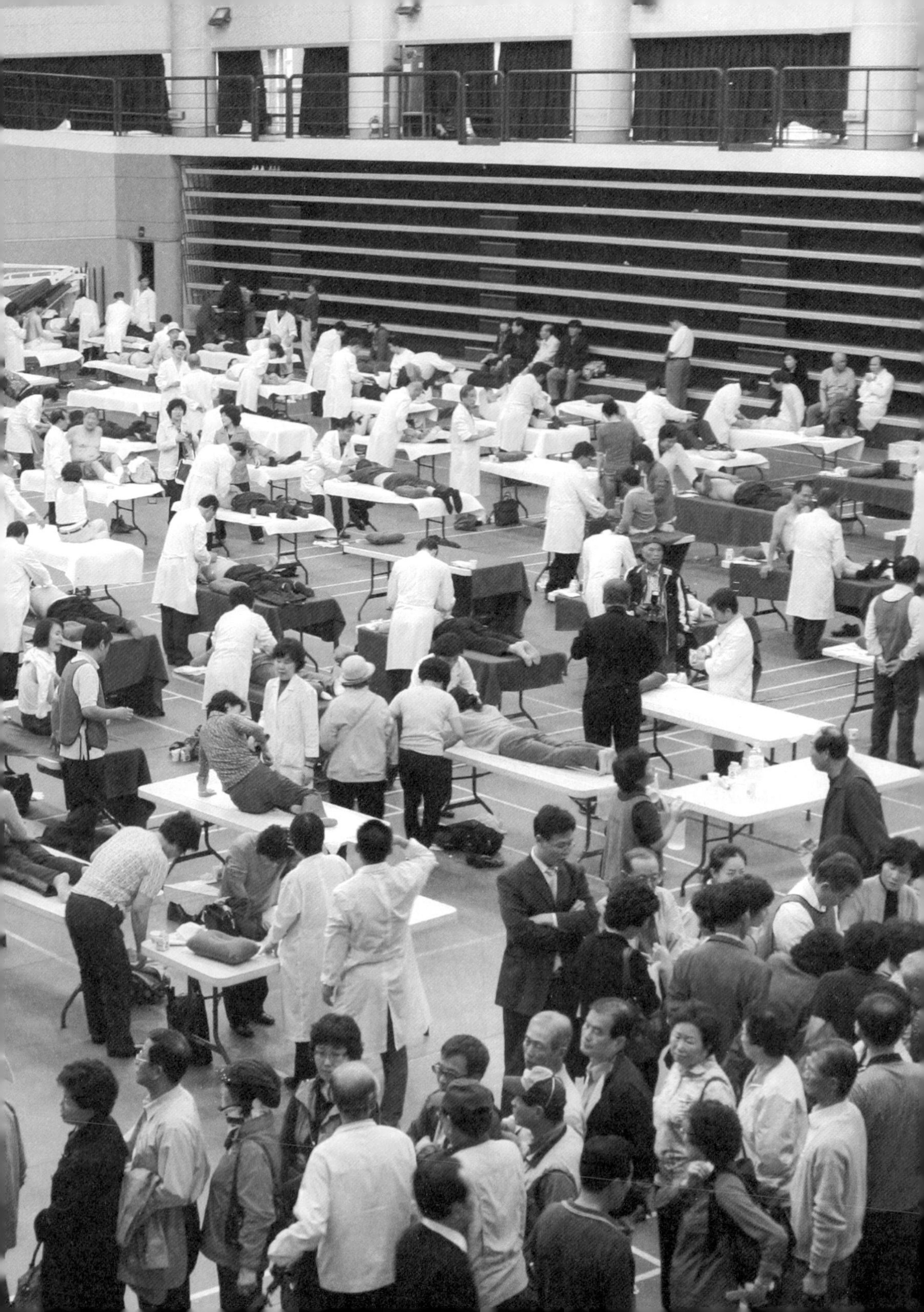

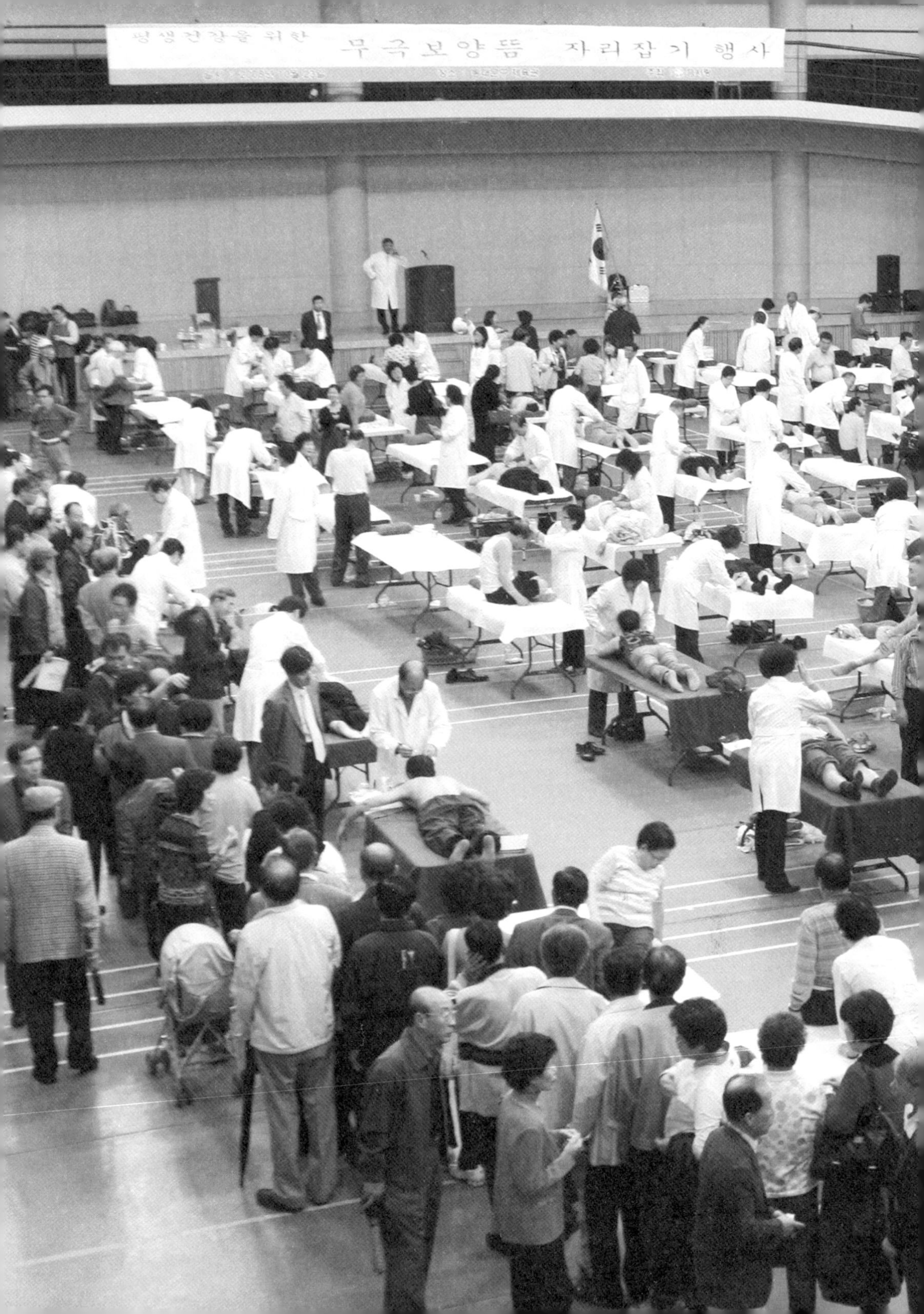
평생건강을 위한
무극보양뜸 자리잡기 행사

人體穴位圖

- 1 俞府
- 2 彧中
- 3 神藏
- 4 靈墟
- 5 神封
- 6 步廊
- 7 幽門
- 8 腹通谷
- 9 陰都
- 10 石關
- 11 商曲
- 12 肓俞
- 13 中注
- 14 四滿
- 15 氣穴
- 16 大赫
- 17 橫骨
- 18 築賓
- 19 交信
- 20 復溜
- 21 照海
- 22 水泉
- 23 大鐘
- 24 太溪
- 25 然谷

- 1 承泣
- 2 四白
- 3 巨髎
- 4 地倉
- 5 承漿
- 6 廉泉
- 7 天突
- 8 璇璣
- 9 華蓋
- 10 紫宮
- 11 玉堂
- 12 膻中
- 13 中庭
- 14 鳩尾
- 15 巨闕
- 16 上脘
- 17 中脘
- 18 建里
- 19 下脘
- 20 水分
- 21 神厥
- 22 陰交
- 23 氣海
- 24 石門
- 25 關元
- 26 中極
- 27 曲骨

- 1 囟會
- 2 上星
- 3 神庭
- 4 素髎
- 5 水溝
- 6 兌端
- 7 迎香
- 8 禾髎
- 9 扶突
- 10 天鼎

- 1 承光
- 2 五處
- 3 曲差
- 4 眉沖
- 5 攢竹
- 6 睛明

- 1 頭維
- 2 下關
- 3 頰車
- 4 大迎
- 5 人迎
- 6 水突
- 7 氣舍
- 8 缺盆
- 9 氣戶
- 10 庫房
- 11 屋翳
- 12 膺窗
- 13 乳中
- 14 乳根
- 15 不容
- 16 承滿
- 17 梁門
- 18 關門
- 19 太乙
- 20 滑肉門
- 21 天樞
- 22 外陵
- 23 大巨
- 24 水道
- 25 歸來
- 26 氣沖
- 27 髀關
- 28 伏兔
- 29 陰市
- 30 梁丘
- 31 犢鼻
- 32 足三里
- 33 上巨虛
- 34 條口
- 35 下巨虛
- 36 豐隆
- 37 解溪
- 38 沖陽
- 39 陷谷
- 40 內庭
- 41 厲兌

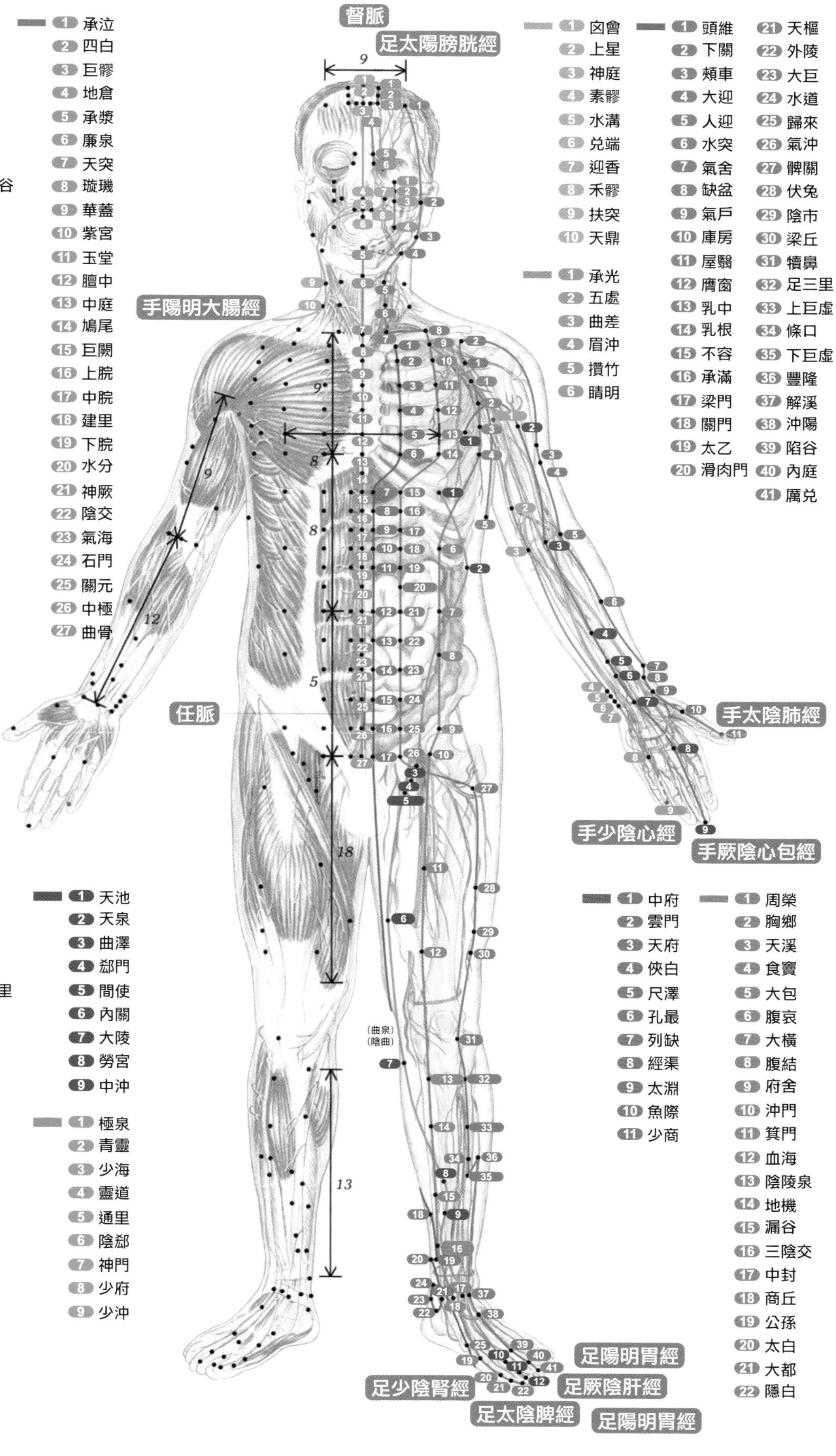

- 1 期門
- 2 章門
- 3 急脈
- 4 陰廉
- 5 足五里
- 6 陰包
- 7 膝關
- 8 中都
- 9 蠡溝
- 10 太沖
- 11 行間
- 12 大敦

- 1 天池
- 2 天泉
- 3 曲澤
- 4 郄門
- 5 間使
- 6 內關
- 7 大陵
- 8 勞宮
- 9 中沖

- 1 極泉
- 2 青靈
- 3 少海
- 4 靈道
- 5 通里
- 6 陰郄
- 7 神門
- 8 少府
- 9 少沖

- 1 中府
- 2 雲門
- 3 天府
- 4 俠白
- 5 尺澤
- 6 孔最
- 7 列缺
- 8 經渠
- 9 太淵
- 10 魚際
- 11 少商

- 1 周榮
- 2 胸鄉
- 3 天溪
- 4 食竇
- 5 大包
- 6 腹哀
- 7 大橫
- 8 腹結
- 9 府舍
- 10 沖門
- 11 箕門
- 12 血海
- 13 陰陵泉
- 14 地機
- 15 漏谷
- 16 三陰交
- 17 中封
- 18 商丘
- 19 公孫
- 20 太白
- 21 大都
- 22 隱白

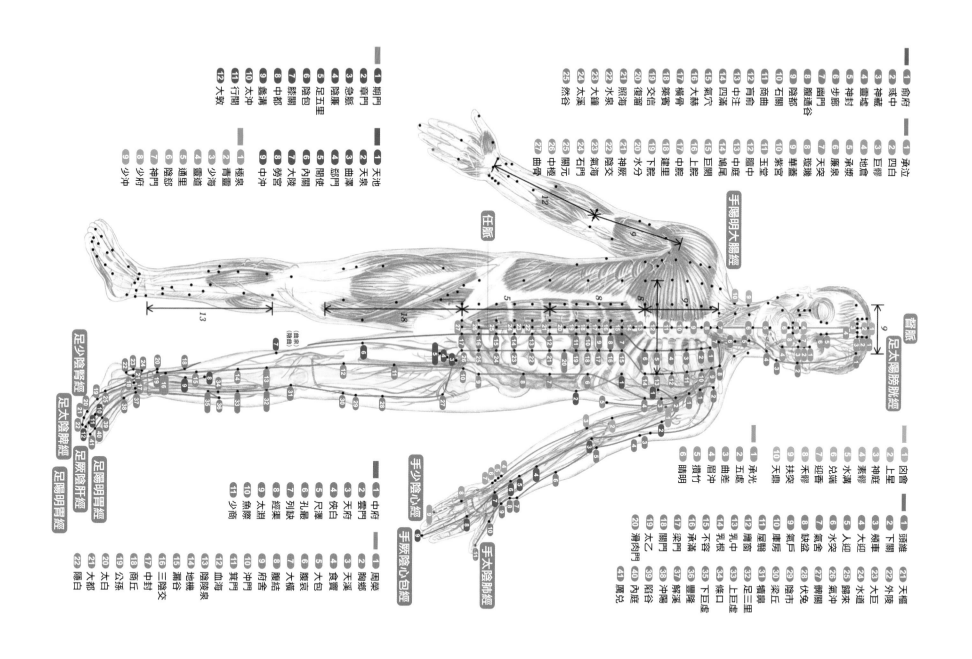

正面

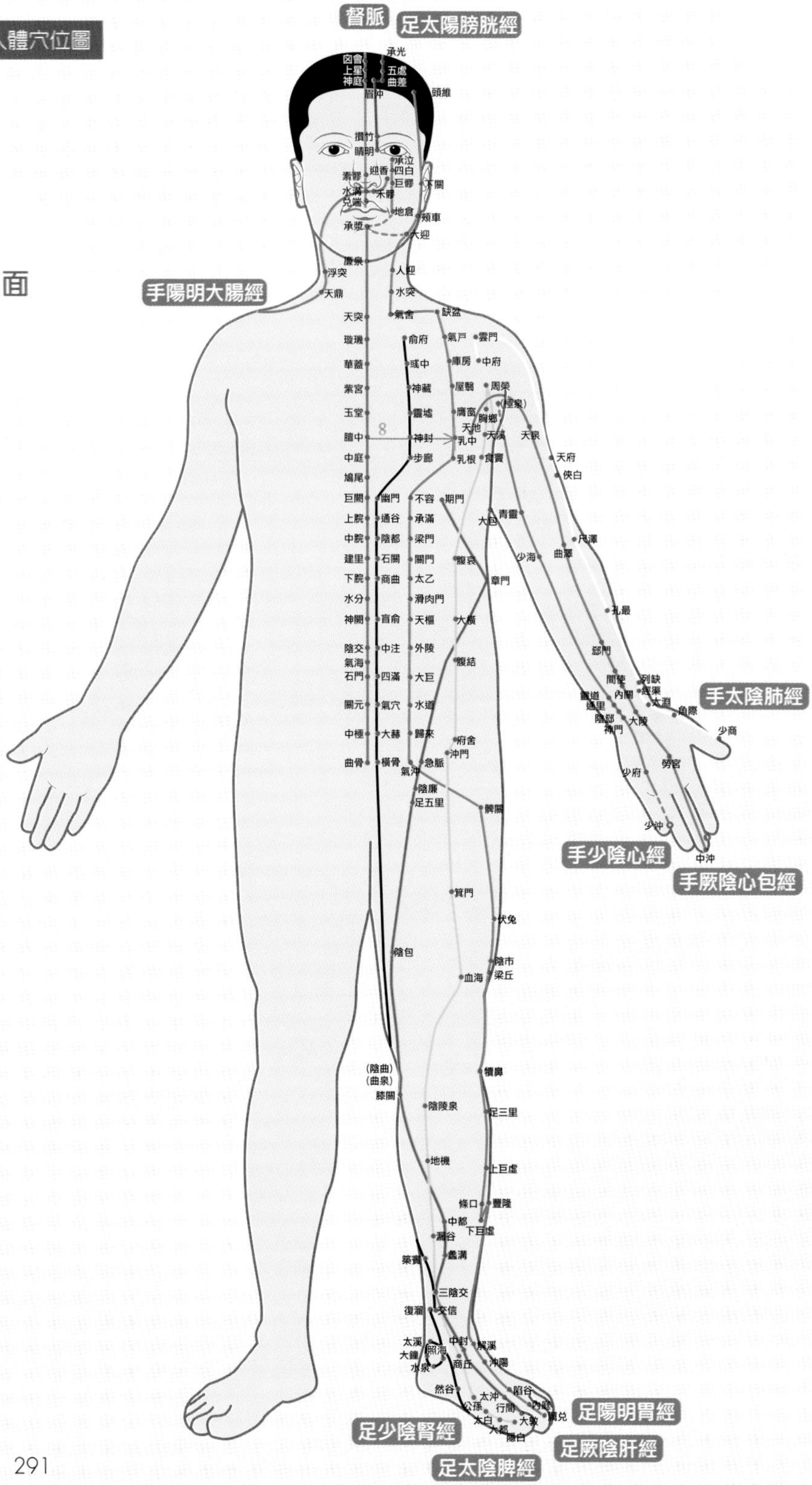
督脈
足太陽膀胱經
承光
囟會
上星
神庭
五處
曲差
眉沖
頭維
攢竹
睛明
承泣
迎香
四白
素髎
巨髎
下關
水溝
兌端
禾髎
地倉
頰車
承漿
大迎
廉泉
人迎
浮突
水突
天鼎
手陽明大腸經
天突
氣舍
缺盆
璇璣
俞府
氣戶
雲門
華蓋
彧中
庫房
中府
紫宮
神藏
屋翳
周榮
玉堂
靈墟
膺窗
胸鄉
(極泉)
天池
膻中
神封
乳中
天溪
天泉
中庭
步廊
乳根
食竇
天府
鳩尾
俠白
巨闕
幽門
不容
期門
上脘
通谷
承滿
大包
青靈
中脘
陰都
梁門
尺澤
建里
石關
關門
腹哀
少海
曲澤
下脘
商曲
太乙
章門
水分
滑肉門
神闕
肓俞
天樞
大橫
孔最
陰交
中注
外陵
氣海
腹結
郄門
石門
四滿
大巨
間使
列缺
經渠
手太陰肺經
內關
太淵
靈道
通里
魚際
陰郄
大陵
關元
氣穴
水道
神門
少商
中極
大赫
歸來
府舍
沖門
曲骨
橫骨
急脈
氣沖
少府
勞宮
陰廉
足五里
髀關
少沖
手少陰心經
中沖
手厥陰心包經
箕門
伏兔
陰包
陰市
梁丘
血海
犢鼻
(陰曲)
(曲泉)
膝關
陰陵泉
足三里
地機
上巨虛
條口
豐隆
中都
下巨虛
漏谷
築賓
蠡溝
三陰交
復溜
交信
太溪
中封
解溪
大鐘
照海
商丘
衝陽
水泉
然谷
陷谷
太沖
內庭
公孫
行間
厲兌
太白
大敦
大都
隱白
足陽明胃經
足少陰腎經
足厥陰肝經
足太陰脾經

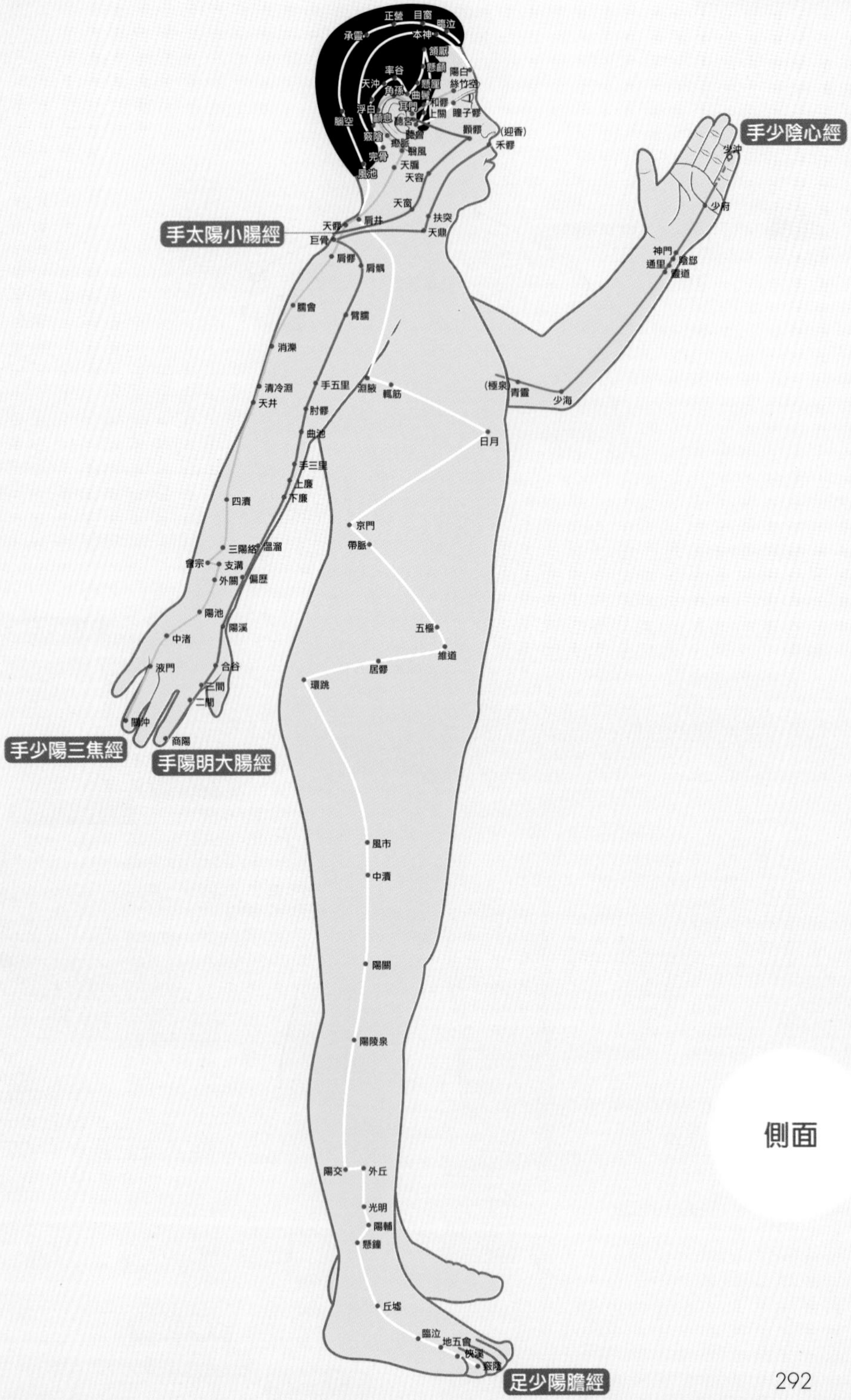

正營
目窗
臨泣
承靈
本神
頷厭
懸顱
陽白
率谷
天沖
角孫
懸厘
絲竹空
曲鬢
和髎
浮白
耳門
上關
瞳子髎
顱息
聽宮
腦空
聽會
顴髎
(迎香)
竅陰
瘈脈
禾髎
完骨
翳風
天牖
風池
天容
天窗
扶突
天髎
肩井
天鼎
巨骨
肩髎
肩髃
臑會
臂臑
消濼
清冷淵
手五里
淵腋
輒筋
天井
肘髎
曲池
日月
手三里
上廉
下廉
四瀆
京門
帶脈
三陽絡
溫溜
會宗
支溝
外關
偏歷
陽池
陽溪
中渚
五樞
維道
液門
合谷
居髎
環跳
三間
二間
關沖
商陽
手太陽小腸經
手少陽三焦經
手陽明大腸經
手少陰心經
少沖
少府
神門
通里
陰郄
靈道
(極泉)
青靈
少海
風市
中瀆
陽關
陽陵泉
陽交
外丘
光明
陽輔
懸鐘
丘墟
臨泣
地五會
俠溪
竅陰
足少陽膽經

側面

背面

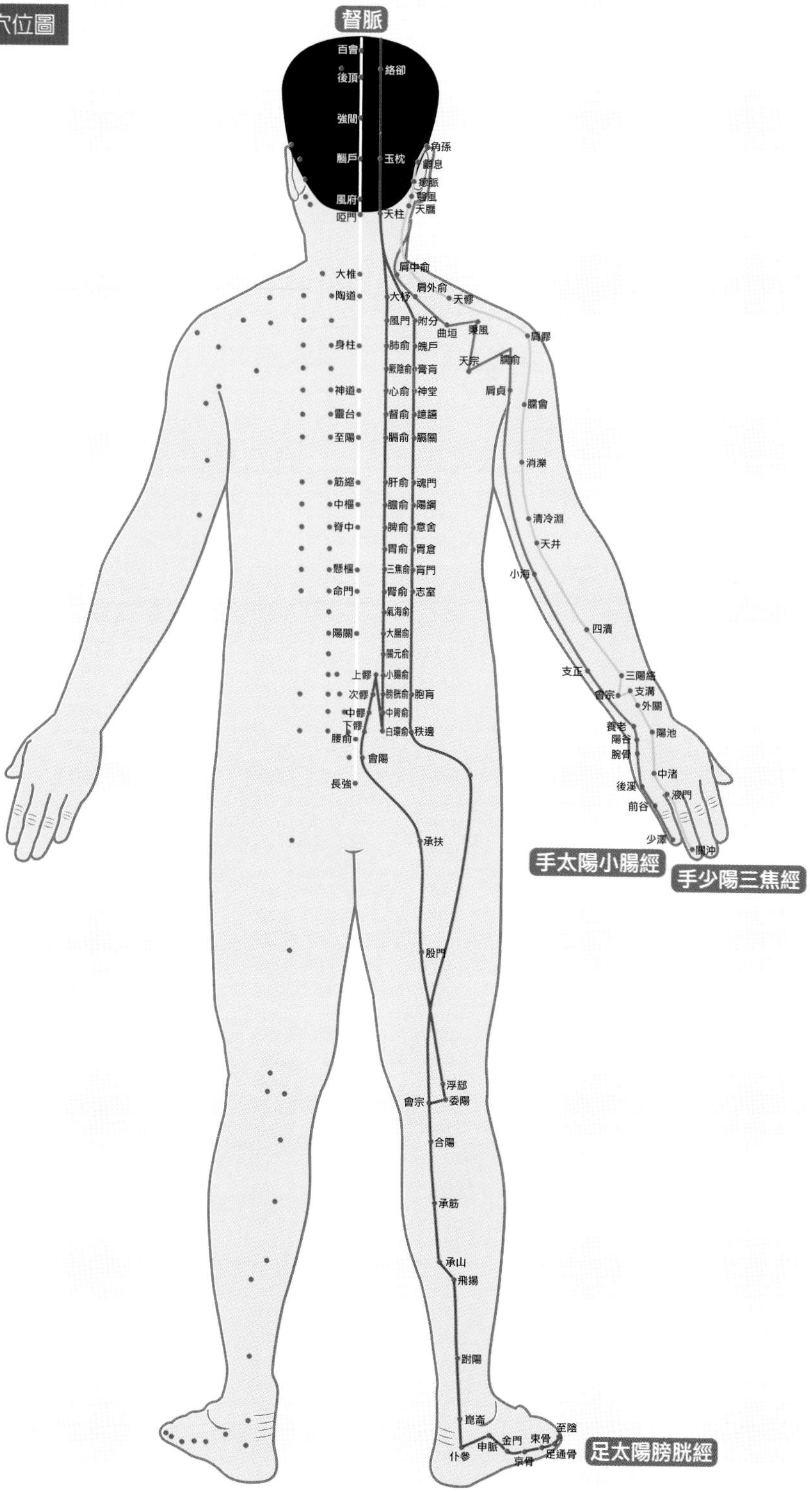
督脈
百會
後頂
絡卻
強間
腦戶
玉枕
角孫
顱息
瘈脈
翳風
天牖
風府
啞門
天柱
肩中俞
大椎
肩外俞
陶道
大杼
天髎
風門
附分
曲垣
秉風
肩髎
身柱
肺俞
魄戶
厥陰俞
膏肓
天宗
臑俞
神道
心俞
神堂
肩貞
臑會
靈台
督俞
譩譆
至陽
膈俞
膈關
消濼
筋縮
肝俞
魂門
中樞
膽俞
陽綱
清冷淵
脊中
脾俞
意舍
天井
胃俞
胃倉
懸樞
三焦俞
肓門
小海
命門
腎俞
志室
氣海俞
陽關
大腸俞
四瀆
關元俞
支正
三陽絡
上髎
小腸俞
會宗
支溝
次髎
膀胱俞
胞肓
外關
中髎
中膂俞
養老
陽池
下髎
陽谷
腰俞
白環俞
秩邊
腕骨
會陽
中渚
長強
後溪
液門
前谷
承扶
少澤
關沖
手太陽小腸經
手少陽三焦經
殷門
浮郄
會宗
委陽
合陽
承筋
承山
飛揚
跗陽
崑崙
至陰
金門
束骨
申脈
足通骨
仆參
京骨
足太陽膀胱經

1. 絲竹空
2. 和髎
3. 耳門
4. 角孫
5. 顱息
6. 瘈脈
7. 翳風
8. 天牖
9. 天髎
10. 肩髎
11. 臑會
12. 消濼
13. 清冷淵
14. 天井
15. 四瀆
16. 三陽絡
17. 會宗
18. 支溝
19. 外關
20. 陽池
21. 中渚
22. 液門
23. 關沖

1. 顴髎
2. 聽宮
3. 竅陰
4. 天容
5. 天窓

1. 本神
2. 完骨
3. 浮白
4. 天沖
5. 率谷
6. 曲鬢
7. 懸釐
8. 懸顱
9. 頷厭
10. 上關
11. 聽會
12. 瞳子髎

1. 迎香
2. 禾髎
3. 扶突
4. 天鼎
5. 巨骨
6. 肩髃
7. 臂臑
8. 手五里
9. 肘髎
10. 曲池
11. 手三里
12. 上廉
13. 下廉
14. 溫溜
15. 偏歷
16. 陽溪
17. 合谷
18. 三間
19. 二間
20. 商陽

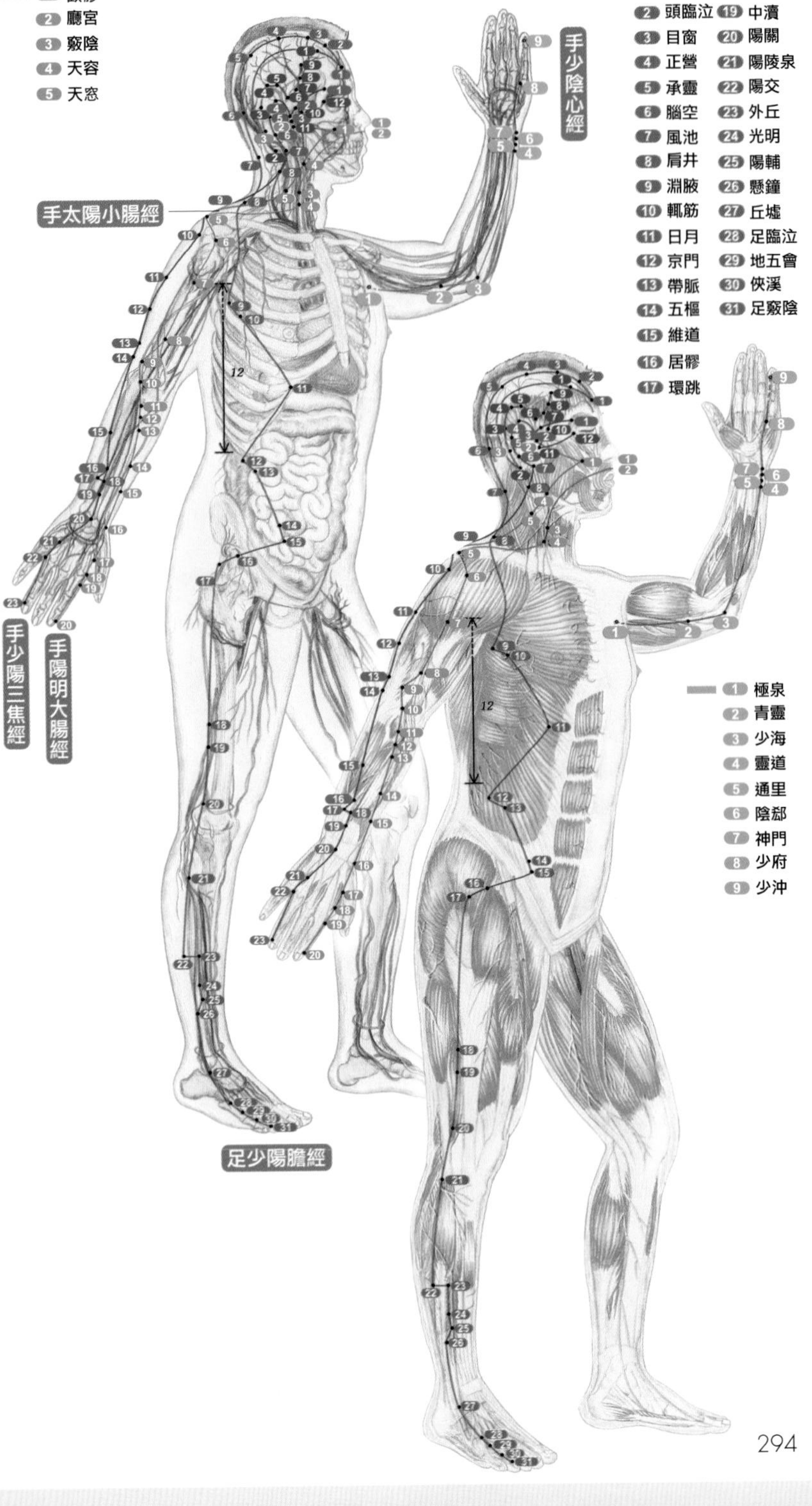

1. 陽白
2. 頭臨泣
3. 目窗
4. 正營
5. 承靈
6. 腦空
7. 風池
8. 肩井
9. 淵腋
10. 輒筋
11. 日月
12. 京門
13. 帶脈
14. 五樞
15. 維道
16. 居髎
17. 環跳
18. 風市
19. 中瀆
20. 陽關
21. 陽陵泉
22. 陽交
23. 外丘
24. 光明
25. 陽輔
26. 懸鐘
27. 丘墟
28. 足臨泣
29. 地五會
30. 俠溪
31. 足竅陰

1. 極泉
2. 青靈
3. 少海
4. 靈道
5. 通里
6. 陰郄
7. 神門
8. 少府
9. 少沖

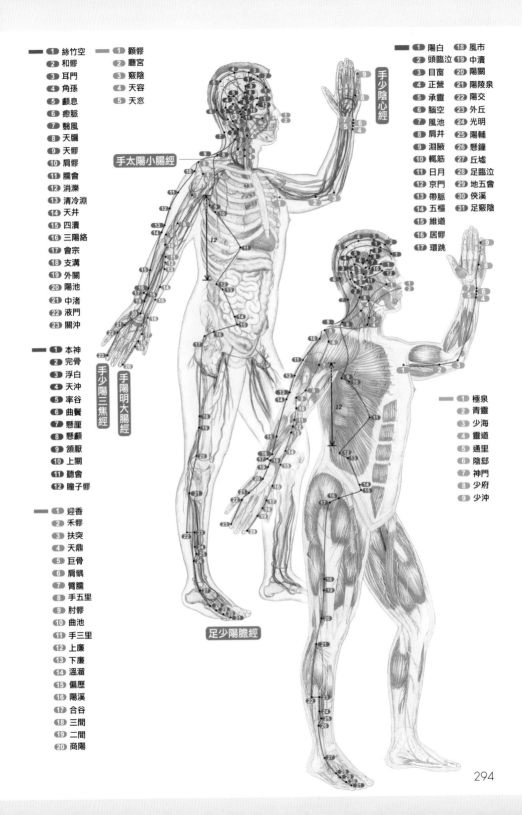

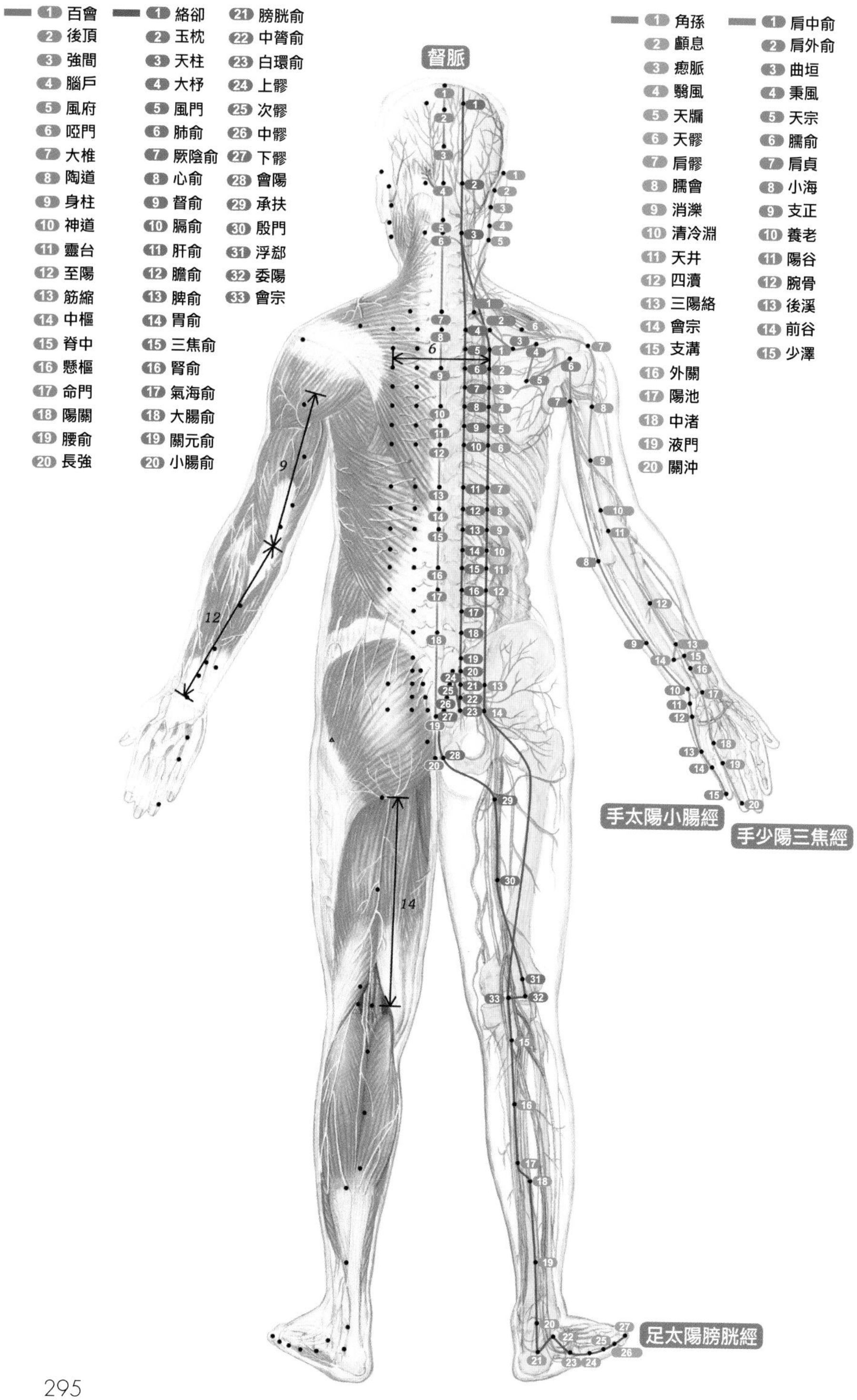
1 百會
2 後頂
3 強間
4 腦戶
5 風府
6 啞門
7 大椎
8 陶道
9 身柱
10 神道
11 靈台
12 至陽
13 筋縮
14 中樞
15 脊中
16 懸樞
17 命門
18 陽關
19 腰俞
20 長強
1 絡卻
2 玉枕
3 天柱
4 大杼
5 風門
6 肺俞
7 厥陰俞
8 心俞
9 督俞
10 膈俞
11 肝俞
12 膽俞
13 脾俞
14 胃俞
15 三焦俞
16 腎俞
17 氣海俞
18 大腸俞
19 關元俞
20 小腸俞
21 膀胱俞
22 中膂俞
23 白環俞
24 上髎
25 次髎
26 中髎
27 下髎
28 會陽
29 承扶
30 殷門
31 浮郄
32 委陽
33 會宗
督脈
1 角孫
2 顱息
3 瘈脈
4 翳風
5 天牖
6 天髎
7 肩髎
8 臑會
9 消濼
10 清冷淵
11 天井
12 四瀆
13 三陽絡
14 會宗
15 支溝
16 外關
17 陽池
18 中渚
19 液門
20 關沖
1 肩中俞
2 肩外俞
3 曲垣
4 秉風
5 天宗
6 臑俞
7 肩貞
8 小海
9 支正
10 養老
11 陽谷
12 腕骨
13 後溪
14 前谷
15 少澤
手太陽小腸經
手少陽三焦經
足太陽膀胱經

眾生系列　JP0181

105歲針灸大師治癒百病的祕密

나는 침뜸으로 승부한다

作　　者／金南洙（김남수）
譯　　者／盧鴻金
責任編輯／丁品方
業　　務／顏宏紋

總 編 輯／張嘉芳
出　　版／橡樹林文化
城邦文化事業股份有限公司
104台北市民生東路二段141號5樓
電話：(02)2500-7696　傳眞：(02)2500-1951
發　　行／英屬蓋曼群島商家庭傳媒股份有限公司城邦分公司
104台北市中山區民生東路二段141號2樓
客服服務專線：(02)25007718；25001991
24小時傳眞專線：(02)25001990；25001991
服務時間：週一至週五上午09:30～12:00；下午13:30～17:00
劃撥帳號：19863813　戶名：書虫股份有限公司
讀者服務信箱：service@readingclub.com.tw
香港發行所／城邦（香港）出版集團有限公司
香港灣仔駱克道193號東超商業中心1樓
電話：(852)25086231　傳眞：(852)25789337
Email: hkcite@biznetvigator.com
馬新發行所／城邦（馬新）出版集團【Cité (M) Sdn.Bhd. (458372 U)】
41, Jalan Radin Anum, Bandar Baru Sri Petaling,
57000 Kuala Lumpur, Malaysia.
電話：(603) 90578822　傳眞：(603) 90576622
Email：cite@cite.com.my

內　　文／歐陽碧智、兩棵酸梅（附錄穴位圖）
封　　面／丸同連合
印　　刷／韋懋實業有限公司

初版一刷／2021年5月
ISBN／978-986-06415-1-6
定價／450元
城邦讀書花園
www.cite.com.tw

國家圖書館出版品預行編目（CIP）資料

105歲針灸大師治癒百病的祕密/金南洙著；盧鴻金譯. -- 初版. -- 臺北市：橡樹林文化，城邦文化事業股份有限公司出版：英屬蓋曼群島商家庭傳媒股份有限公司城邦分公司發行，2021.05
面；　公分. --（衆生：JP0181）
譯自：나는 침뜸으로 승부한다
ISBN 978-986-06415-1-6（平裝）

1.針灸

413.91　　110005140

廣　告　回　函
北區郵政管理局登記證
北 台 字 第 10158 號

郵資已付　免貼郵票

104 台北市中山區民生東路二段 141 號 5 樓

城邦文化事業股分有限公司

橡樹林出版事業部　收

請沿虛線剪下對折裝訂寄回，謝謝！

橡|樹|林

書名：105 歲針灸大師治癒百病的祕密　書號：JP0181

橡樹林文化

讀者回函卡

感謝您對橡樹林出版社之支持，請將您的建議提供給我們參考與改進；請別忘了給我們一些鼓勵，我們會更加努力，出版好書與您結緣。

姓名：＿＿＿＿＿＿＿＿＿＿ □女 □男 生日：西元＿＿＿＿＿年

Email：＿＿＿＿＿＿＿＿＿＿＿＿＿＿＿＿＿＿＿＿

●您從何處知道此書？

□書店 □書訊 □書評 □報紙 □廣播 □網路 □廣告 DM □親友介紹

□橡樹林電子報 □其他＿＿＿＿＿＿

●您以何種方式購買本書？

□誠品書店 □誠品網路書店 □金石堂書店 □金石堂網路書店

□博客來網路書店 □其他＿＿＿＿＿＿

●您希望我們未來出版哪一種主題的書？（可複選）

□佛法生活應用 □教理 □實修法門介紹 □大師開示 □大師傳記

□佛教圖解百科 □其他＿＿＿＿＿＿

●您對本書的建議：

＿＿＿＿＿＿＿＿＿＿＿＿＿＿＿＿＿＿＿＿

＿＿＿＿＿＿＿＿＿＿＿＿＿＿＿＿＿＿＿＿

＿＿＿＿＿＿＿＿＿＿＿＿＿＿＿＿＿＿＿＿

＿＿＿＿＿＿＿＿＿＿＿＿＿＿＿＿＿＿＿＿

＿＿＿＿＿＿＿＿＿＿＿＿＿＿＿＿＿＿＿＿

我已經完全瞭解左述內容，並同意本人資料依上述範圍內使用。

＿＿＿＿＿＿＿＿＿＿＿＿（簽名）